TOTALLY THORACOSCOPIC
CARDIAC SURGERY

全胸腔镜
心脏外科手术

郭惠明　主编

SPM
南方传媒

广东科技出版社
全国优秀出版社

·广州·

图书在版编目（CIP）数据

全胸腔镜心脏外科手术 / 郭惠明主编. —广州：广东科技出版社，2023.9 （2023.12重印）
ISBN 978-7-5359-7989-6

Ⅰ.①全… Ⅱ.①郭… Ⅲ.①胸腔镜检—应用—心脏外科手术 Ⅳ.①R654.2

中国版本图书馆CIP数据核字（2022）第203807号

全胸腔镜心脏外科手术
Quan Xiongqiangjing Xinzang Waike Shoushu

出 版 人：严奉强
责任编辑：李 旻
装帧设计：友间文化
责任校对：于强强
责任印制：彭海波
出版发行：广东科技出版社
　　　　　（广州市环市东路水荫路11号　邮政编码：510075）
销售热线：020-37607413
https://www.gdstp.com.cn
E-mail：gdkjbw@nfcb.com.cn
经　　销：广东新华发行集团股份有限公司
印　　刷：广州市彩源印刷有限公司
　　　　　（广州市黄埔区百合三路8号）
规　　格：787 mm×1 092 mm　1/16　印张12　字数240千
版　　次：2023年9月第1版
　　　　　2023年12月第2次印刷
定　　价：188.00元

主　编　郭惠明

副主编　刘　健　张煜源　黄焕雷

主　审　庄　建

编委（以姓氏拼音为序）

曹忠明　广东省人民医院 广东心血管病研究所　麻醉科

郭惠明　广东省人民医院 广东心血管病研究所　心脏外科

黄宏前　广东省人民医院 广东心血管病研究所　麻醉科

黄焕雷　广东省人民医院 广东心血管病研究所　心脏外科

李晓艺　广东省人民医院 广东心血管病研究所　心脏外科

刘富能　广东省人民医院 广东心血管病研究所　心脏手术室

刘　健　广东省人民医院 广东心血管病研究所　心脏外科

马介旭　广东省人民医院 广东心血管病研究所　心脏外科

宋海娟　广东省人民医院 广东心血管病研究所　心脏手术室

谭　桐　广东省人民医院 广东心血管病研究所　心脏外科

滕　云　广东省人民医院 广东心血管病研究所　心脏外科

汪珍忠　广东省人民医院 广东心血管病研究所　心脏外科

魏培坚　广东省人民医院 广东心血管病研究所　心脏外科

吴宏祥　广东省人民医院 广东心血管病研究所　心脏外科

谢　斌　广东省人民医院 广东心血管病研究所　心脏外科

袁海云　广东省人民医院 广东心血管病研究所　体外循环科

曾庆诗　广东省人民医院 广东心血管病研究所　麻醉科

张煜源　广东省人民医院 广东心血管病研究所　心脏外科

庄　建　广东省人民医院 广东心血管病研究所　心脏外科

序1

Foreword ●────────

　　1953年，人工心肺机首次成功应用于临床，心内直视手术成为可能，正式拉开了心血管外科蓬勃发展的序幕。时值中华人民共和国成立初期，国家百废待兴，心脏外科在我国几乎是一片空白，此时我刚从医科大学毕业，见证了胸心脏外科的艰难起步。幸运的是，在党和国家的支持下，1974年我和国内数名专家一同远赴阿根廷学习瓣膜手术技术，并于1975年成功开展国内首例正中开胸主动脉瓣人工瓣膜置换术，为国内心脏瓣膜病外科治疗的开展贡献了我们那一代人的绵薄之力。

　　随着国家的伟大复兴，祖国医疗事业也发生了翻天覆地的变化。在为人民群众解决心血管病威胁的同时，也需要新一代的心血管外科医师不断探寻更加先进的治疗方法，来满足人民群众日益增长的生活质量需求。众所周知，新技术的开展总会面临困难，但人民的需要总是为我们注入源源不断的动力。回想20世纪90年代末，广东省心血管病研究所开发首款国产左心辅助装置罗叶泵，并将其成功临床植入时，我已经71岁，但我依然充满斗志，为华南地区的终末期心力衰竭患者提供更好的医疗服务就是力量的源泉。我相信现在的年轻人有更好的条件与平台，可以接触到更新的理论与知识，能更近距离地向世界顶级专家学习新技术，以便更好地为国家和人民服务。

　　广东省心血管病研究所心脏外科郭惠明微创团队响应时代召唤，本着为人民群众提供更好医疗服务的初心，心之所向，披荆以往，在微创领域不断开拓新业务、新技术，致力于为广大患者提供微创化、精准化、个体化的医疗服务。

　　10余年来，他们在微创心脏外科领域做了大量的工作，也取得了优异的成绩，尤其在全腔镜领域，不断实践，总结创新，建立了规范化的流程。2019年起，他们在繁忙的工作之余，对胸腔镜心脏手术经验进行系统

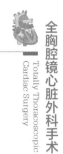

的凝练而成此书。此书翔实地记录了各类全胸腔镜心脏手术的术前评估、手术步骤与操作要点，通过图文与视频相结合的方式深入浅出地揭示各个术式个中精要，可以更好地帮助同道了解并掌握全胸腔镜心脏外科手术。

时值盛夏，得知郭惠明团队历时3年的心血之作即将定稿付梓的消息，我倍感欣慰，并欣然为序。相信本书的出版，能够为我国微创心脏外科的规范化、同质化开展做出贡献，推进我国的心血管病防治事业向前发展。

希望一代又一代的心血管外科医师潜心笃行，不忘初心，承担时代责任，为健康中国贡献力量！

罗征祥

中国胸心脏外科杰出贡献奖获得者

广东省人民医院终身主任

曾任：广东省人民医院院长

广东省心血管病研究所所长

中南六省胸心外科学分会主任委员

中华医学会胸心血管外科学分会副

主任委员

中国生物医学工程学会副主任委员

2023年5月28日

随着微创外科技术的日益进步和微创理念的不断推行，微创心脏外科日益蓬勃发展。全胸腔镜心脏外科技术是微创心脏外科的代表性微创技术之一，国内很多单位尚没有常规开展。广东省人民医院、广东心血管病研究所心脏外科在"复旦版2020年度中国医院排行榜"心脏外科专科中名列全国第三，年手术量近6 000例。在庄建教授等科室前辈高瞻远瞩的规划下，由郭惠明主任领衔建设的心脏外科微创中心，经过十多年的不懈努力，微创团队完成了国际上数量最多（每年800例）、手术模式最复杂的全胸腔镜心脏手术，这些手术基本覆盖了所有的心脏外科手术术式。许多高危、高龄、再次手术的患者也接受了全方位的微创治疗，取得了良好的社会效益。该团队在国内率先开展微创全胸腔镜入路扩大室间隔心肌切除手术治疗肥厚型梗阻性心肌病，迄今治疗患者已超过百例，效果显著。郭惠明主任也因其在心脏外科微创领域的突出贡献，在2022年被美国胸外科学会（American Association for Thoracic Surgery，AATS）接收为会员。

郭惠明领衔的微创中心团队人才队伍结构合理，设备精良，拥有5套腔镜（其中一套为3D腔镜）心脏手术设备，可以同时开展5台以上全腔镜心脏手术，在成人心血管外科领域特别是腔镜微创心脏外科拥有崇高的学术地位。该中心被授予国家卫生部微创技术培训基地、华南腔镜心血管外科培训基地、经导管主动脉瓣置换术培训基地等，为国内外多家心脏中心培训外科医师，使本单位的腔镜微创技术得以推广并使更多患者受益。目前该中心已经建立多学科心脏团队，开展心脏杂交手术，以治疗病情复杂和高危患者，特别是"孤立性心房颤动"和"冠状动脉粥样硬化性心脏病三支血管病变"的分期杂交治疗被誉为"广东模式"，得到业界的广泛认可。

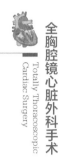

全胸腔镜心脏外科手术
Totally Thoracoscopic Cardiac Surgery

　　本书总结了超过7 000例全胸腔镜心脏外科手术的经验，从手术入路、手术步骤到技术要点都予以阐述，并配有精美的手术图片及高清手术视频，可供有一定基础的高年资心脏外科医生参考和学习，让他们更快地熟悉全胸腔镜心脏手术的操作步骤进而缩短学习曲线，以造福更多的患者。

　　"十日画一水，五日画一石"，郭惠明教授精心打磨的这本书具有较强的系统性、科学性、实用性，定能让更多的心脏外科同道受益。

　　谨向本书的作者表示诚挚的祝贺！

陈寄梅

广东省心血管病研究所所长

广东省心血管病专业质量控制中心主任

2023年5月30日

虽然心脏外科在世界医学领域的发展已经有超过70年的历史，但因其手术风险高、技术难度大，在国内普及相对缓慢，而微创全胸腔镜技术更是如此，微创技术在心脏外科的应用比在其他外科领域要晚许多年。

1999年我为一个4岁小女孩完成胸骨下段小切口房间隔缺损修补手术，后来她移居海外，当地家庭医生基本没发现切口，认为中国医生手术做得非常漂亮。这个孩子也像正常小孩一样快乐成长，心脏手术没有对其生活造成困扰，而她也立志成为一名医生。小孩的经历让我深受鼓舞，我也认识到微创手术对减少患者身心创伤的非凡意义。自此，我逐步开展了经胸骨上段小切口、右前胸侧切口入路的术式，并完成先天性心脏病纠治、二尖瓣置换、左心房黏液瘤摘除等手术，这些是在当时条件所限下避免常规胸骨全切开正中开胸的有益尝试。

2007年初，随着条件的逐渐成熟，庄建院长指示成立心脏外科微创中心，并拨出经费购置胸腔镜和器械。组建团队后，秉承罗征祥院长、庄建院长"走出去，请进来"的指示精神，我和团队核心成员先后远赴欧美等地的多家心脏中心参观访问，观摩胸腔镜手术，交流围术期管理。同时，自2011年起，在南方国际心血管病学术会议中设立微创心脏外科论坛，2014年起举办广东省心血管病研究所微创心脏外科国际论坛 & 国家级微创心脏外科新技术学习班，期间邀请了欧美顶尖腔镜心脏外科医生前来进行学术交流及手术演示，先后有德国的Patrick Perier、Doll Nicholas，法国的Jean-Francois Obadia，比利时的Vanermen Hugo，荷兰的Mark La Meir等学者来院授课并演示全胸腔镜心脏手术，对推动我们心脏外科微创中心全胸腔镜心脏手术的开展和术式的优化起了重要作用。在结合国内外多个中心的技术特点之上，我们心脏外科微创中心总结了适合国人的全腔镜心脏手术入路和器械设计理念，微创手术量在2013年以后每年以30%左右的速度增长，手术种类逐步扩增，手术难度逐步提高。目前，全腔镜手术已经覆盖了大部分成人心脏外科手术，对于高危、高龄、再次手术的患者，也逐

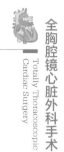

步开展应用全胸腔镜技术，并明显降低了此类患者的手术并发症发生率和死亡率。

目前，广东省心血管病研究所微创心脏外科团队已经积累了7 000多例的微创手术经验，技术流程日趋成熟和规范。前来观摩学习的同行络绎不绝，他们也时常会提出复制手术视频以满足进一步学习的需求。为了让更多医疗机构能够顺利开展全胸腔镜心脏手术，总结经验、撰写一本紧密贴合临床应用的全胸腔镜心脏外科手术专著成为我近年工作的重点，这一想法也得到罗征祥院长、庄建院长及陈寄梅所长的大力支持。

我带领团队总结整理了本单位的腔镜心脏手术技术流程和要点、手术心得及体会，经凝练汇集成书。本书共有十四章，包括入路选择、麻醉与体外循环管理、术前评估、手术操作步骤及要点、可能的手术并发症及其处理方法等，均翔实记录并呈现给读者，并通过高清手术视频，让读者更容易学习和掌握。其中仅二尖瓣成形的手术视频就包括了如何进行人工瓣环成形、瓣叶切除与缝合、交界脱垂的处理、人工腱索的应用、Barlow's病、风湿性二尖瓣狭窄的修复、再次手术时不停跳下修复等7种术式，全面的技术展示可以让读者学习如何在全胸腔镜下将二尖瓣修复得更趋完美。

最后，感谢参与编写的每位团队成员的努力，感谢患者给予的信任，感谢国内外同行的帮助，感谢广东省人民医院心脏外科对微创技术开展的大力支持。也祝愿更多从事微创心脏外科的同道能够从本书中有所获益，进而惠及更多患者。

郭惠明

2023年5月

目录
Contents

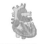

第四章　全胸腔镜心脏手术的体外循环

第五章　全胸腔镜心脏手术术前评估

第六章　全胸腔镜心脏外科手术并发症

第十章 全胸腔镜三尖瓣手术

第十一章 全胸腔镜先天性心脏病纠治手术

全胸腔镜心脏外科技术的应用

一、开展全胸腔镜心脏外科技术的意义

心脏外科从20世纪50年代至今近70年的发展，治愈了越来越多的心血管疾病患者，在国内也逐步向基层普及。至2021年全国开展心脏外科手术的单位已超过700家，心脏外科年手术数量已达到27万例，其中绝大多数为传统正中开胸大切口心脏手术。随着微创理念的推广及相关技术的进步，传统正中开胸手术因其创伤大、出血多、伤口不美观、术后恢复慢等不足使得越来越多的患者倾向于创伤更小、恢复更快的治疗方式，微创心脏外科（minimally invasive cardiac surgery，MICS）技术应运而生。MICS技术并非一种明确的手术术式，相对传统心脏手术而言，它可通过缩小手术切口或避免体外循环以达到减轻手术创伤、美化伤口、加快康复、降低住院费用等目的。全胸腔镜技术是MICS技术的重要组成部分，是最微创的外科技术之一。其利用胸腔镜显露手术部位与结构，使用微创手术器械在微小切口中完成手术操作。全胸腔镜技术有诸多优势：对患者而言，胸腔镜手术使得表面切口变得更小、更隐蔽，恢复更快；对心脏手术团队而言，胸腔镜可提供广阔的视野、放大局部组织，使手术内容方便团队全员可见，易于交流与教学，利于手术标准化、同质化推广及质控。

除了患者对心脏手术具有微创化的要求之外，随着一系列经皮介入导管技术（绝大部分由心内科医生掌控）的迅猛发展，如冠状动脉介入技术，经导管瓣膜

置换术，经导管房间隔、室间隔缺损封堵术，左心耳封堵术和经导管射频消融治疗心房颤动等技术的运用，介入治疗的适应证正不断扩大，对传统心脏外科治疗领域提出越来越严峻的挑战。我国人口老龄化程度日益加剧，据统计，2020年我国60岁及以上人群占总人口的18.75%，且保持着加剧上升趋势。人口老龄化和高血压、糖尿病等代谢危险因素持续流行的双重压力使得我国心血管病发病率逐年上升。众所周知，介入器械价格高昂，而随着心血管患者群体的增加，大规模应用介入技术及器械将给国家医保支付体系带来严峻挑战，而全胸腔镜技术能在微创及性价比之间取得更好的平衡，相对而言更符合我国基本国情，适宜进一步推广应用。

综上所述，笔者认为，只有契合我国国情，顺应人民群众的期盼，才能从容应对当下及未来的挑战。当代心脏外科医师需要走中国特色的微创发展之路，构建以全胸腔镜技术为重要组成部分，小切口开胸、全胸腔镜、介入治疗相互补充的完整技术体系，才能在保证患者利益最大化的前提下为心血管疾病患者提供最佳治疗选择。

二、全胸腔镜心脏手术的推广应用

（一）全胸腔镜心脏手术概述

心脏外科是外科皇冠上的明珠，手术难度大、风险高，这也是腔镜微创手术在其他外科领域都已相当普及的情况下，心脏外科微创腔镜手术普及率至今还很低的原因。要全面普及全胸腔镜心脏外科技术，就需要更多心脏外科医师尤其是青年医师加入心脏微创外科的队伍，学习并规范化、同质化推广技术的应用。

需要正确认识和了解全胸腔镜技术。采用全胸腔镜技术（图1-0-1），所有操作均通过摄像头在腔镜视野下进行（抬头操作），心脏外科医生需要一定时间的训练和转换操作习惯才能逐步掌握。全胸腔镜技术真正发挥了腔镜系统的软、硬件优势：提供更大、更清晰的视野，可探及心脏里面更深层次的结构，如左心室瓣下乳头肌和室间隔等在直视下难以观察的心脏深部结构（图1-0-2），扩大了手术适应范围；使操作区域更确切，如精准缝制和固定人工腱索纠治二尖瓣脱垂、精确控制室间隔切除厚度与大小以纠治肥厚型梗阻性心肌病、外科射频消融中使用导航隔离肺静脉等深部操作；减少副损伤，如右侧胸廓内动脉、左心耳、肺动静脉、上下腔静脉等重要结构的损伤，从而减少潜在的手术风险。

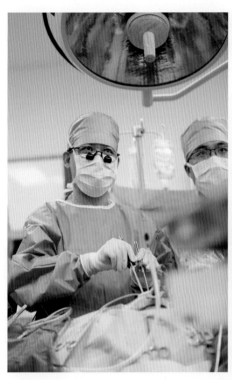
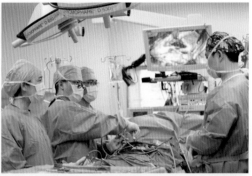
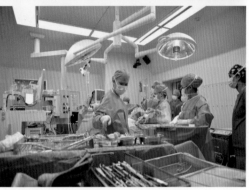

图1-0-1 全胸腔镜心脏手术场景

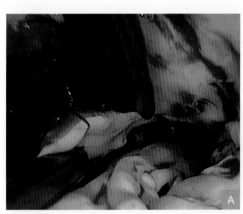
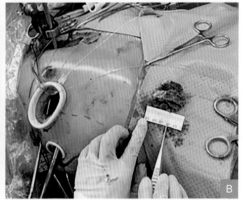

图1-0-2 全胸腔镜下改良扩大Morrow手术
A. 胸腔镜下显示肥厚室间隔和前乳头肌；B. 切除心肌。

（二）提高全胸腔镜心脏手术质量

提高手术质量是全胸腔镜技术应用推广最核心的基础前提，而高质量的全胸腔镜心脏手术应贯彻安全、有效、微创三大原则。

由于心脏外科手术与其他手术不同，需要缝合打结的操作非常多，所以足够的操作空间是安全开展该技术的要点之一。采用该技术的心脏外科医生，应将主操作孔的大小控制在4cm以内（图1-0-3，图1-0-4），既为三尖瓣、二尖瓣等心内结构的操作提供足够的操作空间，实现现阶段的微创目标，又最大限度地降低外科医生的手疲劳。此外，应用切口保护套避免使用金属牵开器，既可减轻术后疼痛、保护切口局部组织和避免切口愈合不良，又可避免将组织碎屑带入术野，降低术后卒中发生率。

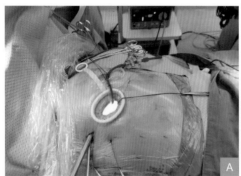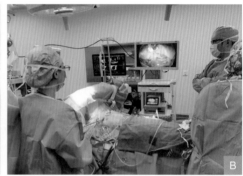

图1-0-3　右前胸入路切口
A. 双孔入路；B. 全景。

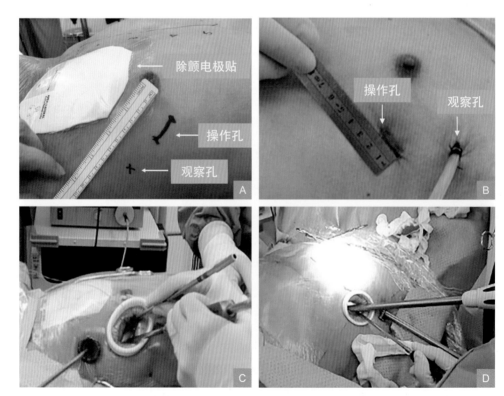

图1-0-4　双侧双孔房颤消融手术
A、C. 右侧入路；B、D. 左侧入路。

切口管理是患者最直接的手术体验，而心肌保护是安全手术的前提。基于相关的研究与实践经验，我们认为del Nido或HTK心肌保护液可在全胸腔镜心脏手术中有效地保护心肌，绝大部分手术只需灌注一次即可完成。对于病情危重或病情复杂的患者，如瓣膜再次置换或心功能低下的患者，可采用体外循环下心脏不停跳技术，减少心包分离与心脏粘连，缩短手术时间，减少出血，在心脏没有缺血的状态下完成手术，从而保护左心室功能，降低手术并发症。

良好的引流和无血的术野是保证全胸腔镜手术顺利的重要因素。部分术式如仅采用双极管做腔静脉引流，术中牵拉左心房可能会影响引流和灌注，术野回血量增多，会干扰操作而加大手术难度、影响心肌保护和延长手术时间。我们建议可经颈内静脉置管行上腔静脉引流，来有效减少上述问题的发生；同时，在需要同期处理右心问题时可快速阻断上腔静脉，更好地提供右心相对无血的术野。

手术时间是决定全胸腔镜手术质量的重要指标之一。尽管与传统正中开胸手术相比，全胸腔镜技术的体外循环、主动脉阻断时间较长（最多为20分钟），但国内外的相关研究发现此点对患者无明显不良影响，而熟练术者在主动脉阻断时间的控制上与传统手术已经没有差别。对于高龄、术前心功能差、合并多种脏器并发症的患者，缩短体外循环时间和主动脉阻断时间显得更加宝贵。

总之，通过微创的切口借助胸腔镜扩大手术视野获得满意的暴露，良好的心肌保护，清晰的无血术野，精准的外科缝合技术，可以为全胸腔镜心脏手术的开展提供高质量保证。

（三）创新推动全胸腔镜心脏技术发展

全胸腔镜心脏技术需要紧跟时代的步伐，秉承创新精神，结合自身优势开拓更多的术式。如将腔镜的经验运用到其中，由传统的经主动脉瓣入路演变为二尖瓣入路，结合胸腔镜的特点攻克了Morrow术式中"看不见、摸不着"的难点。同时，结合3D打印技术，术前通过心脏模型构建，测量出待切心肌范围，从而指导手术，做到精准切除，不仅保证了手术的安全，还减少了手术并发症。

而通过内、外科心脏团队协作，我们也将全胸腔镜技术推广应用于杂交手术。对于孤立性心房颤动患者，经典的迷宫Ⅲ手术需要正中开胸和体外循环，创伤大，患者和电生理医生接受度低，也不是最优选择。而在杂交手术中，外科医生采用全胸腔镜技术可以解决引起心房颤动和卒中的主要机制——隔离肺静脉、切除或夹闭左心耳，电生理医生再行左右心房峡部消融、标测后补点消融，创伤小，疗效确切，是孤立性长持续心房颤动患者目前最适合的治疗手段之一（图1-0-5）。对通过筛选的冠状动脉粥样硬化性心脏病三支血管病变患者采用联合治疗：同期或分期微创小切口冠状动脉搭桥手术（minimally invasive direct coronary artery bypass，MIDCAB）和经皮冠状动脉介入手术（percutaneous coronary intervention，PCI）。即外科医生在腔镜辅助或全胸腔镜下游离左侧胸廓内动脉，与前降支吻合以保证心脏最重要血管的长期通畅；内科医生对非前降支进行球囊扩张或支架植入，在创伤最小下可实现完全再血管化。心脏团队合作的基础是外科医生能用微创的方法处理关键问题，内科医生做补充治疗，共同用最小创伤的疗法让患者最大获益。

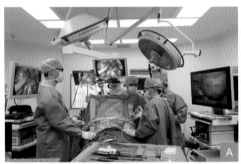
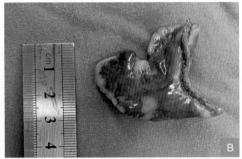
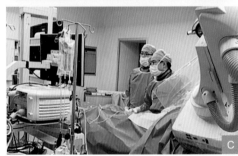
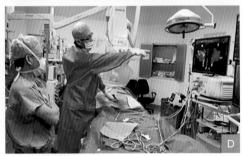

图1-0-5 一站式治疗心房颤动

A、B. 外科胸腔镜消融和左心耳切除；C、D. 内外科杂交手术治疗长持续心房颤动。

（四）培养全胸腔镜心脏手术医师

尽管全胸腔镜心脏外科手术有着损伤小、疗效好、恢复快等优势，但因其操作难度较大、学习曲线较长而限制了该技术的推广应用。如何让更多的医生掌握这项技术以应对未来中国的医疗需求？

首先可以进行腔镜模拟训练，基本熟悉腔镜操作的原理；作为一助或扶镜手参与腔镜心脏手术，应熟悉腔镜入路步骤和腔镜操作原理，掌握简单腔镜下缝合和打结技能，例如可以熟练进行腔镜下缝合心房、心包切口和打结。从房间隔缺损修补开始向二尖瓣置换过渡，积累经验后再逐步开展更高难度术式。有条件的单位，可以使用3D胸腔镜（图1-0-6），让术者较快适应眼手反射的操作，可缩短新术者的学习曲线。实践证明规范化训练可让更多术者掌握并独立开展全胸腔镜心脏外科手术。

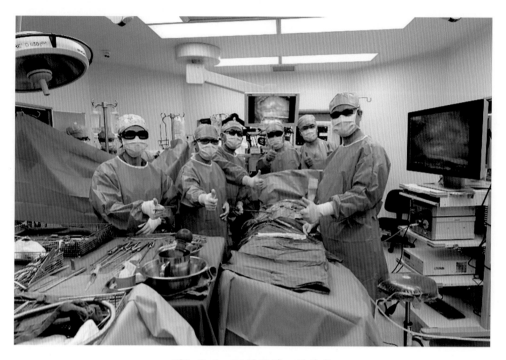

图1-0-6　3D胸腔镜心脏手术

三、结语

全胸腔镜心脏外科手术仍在不断发展，即使在介入导管技术快速发展的时代仍保持旺盛的生命力。全胸腔镜技术和介入技术不应被看作相互对立的关系，两者应有机融合，互取所长，使患者获益。我们认为，年轻医生们需要做的是，承接过去、立足现在、面向未来。首先，应具备经典、传统的开胸手术基本功；其次，应掌握全胸腔镜心脏外科技术，以面对未来的医疗需求；最后，还需熟悉或掌握导管技术，为高危、高龄患者提供更多选择。在真实的临床实践中，我们应该在术前做好充分的评估，牢牢把握不同术式的适应证，综合考量远期获益、手术安全、患者需求、经济成本效益等因素，为每一个患者提供个体化的治疗方案。

初心在方寸，咫尺在匠心。我们希望并欢迎更多的同道加入全胸腔镜心脏外科手术行列，致力于提升和推广全胸腔镜心脏手术，为患者提供更好的治疗选择。

第二章

全胸腔镜心脏手术的基本操作

02
Chapter

第一节　术前准备

　　本节主要阐述全胸腔镜心脏手术开始前的准备工作，包括手术体位的选择、切口的选择和定位等。针对不同患者选择合适的体位，匹配适当的切口，能为手术提供一个良好的角度，而称手的手术器械能减轻术者的体力负担，使手术顺利进行。

一、体位选择

　　全胸腔镜心脏手术的手术体位多选择平卧位，除了Mini-Maze射频消融术需要双侧入路（见第十四章）以及其他特殊手术以外，一般的常规手术均采取右侧开胸入路。常用的体位：

　　（1）右侧躯干抬高30°，右上臂前屈100°～110°且屈肘90°（图2-1-1 A）。

　　（2）右侧躯干抬高30°，右臂后伸20°～30°，暴露腋后线（图2-1-1 B），需要腋动脉插管时应选择此体位。

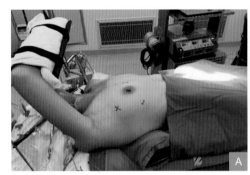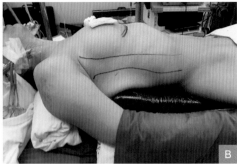

图2-1-1　全胸腔镜心脏手术常用的手术体位
A.患者仰卧，右侧躯干抬高30°，屈右肘，悬吊右前臂；B.右臂外展。

　　准备好除颤仪（图2-1-2 A）。待患者进入手术室后，麻醉前应先粘贴好胸外除颤电极（图2-1-2 B），以备术中除颤使用。其中一片电极粘贴于右侧肩胛骨后（图2-1-2 C），而另一片电极粘贴于左前外侧胸壁，即心尖部（图2-1-2 D）。

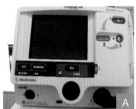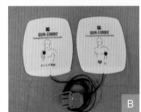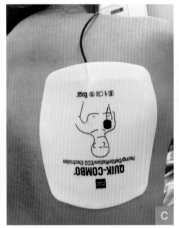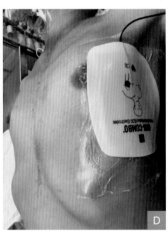

图2-1-2　粘贴胸外除颤电极
A.除颤仪；B.胸外除颤电极；C.右侧肩胛后电极；D.左前外侧胸壁电极。

二、胸壁切口的选择和定位

　　不同的患者，其胸壁切口的位置、大小、数量不尽相同。每例胸腔镜手术的胸壁切口至少包含一个主操作孔和一个辅助孔。另根据手术种类、术野暴露情况、术者经验等因素，可适当增加辅助孔。一般来说，三孔法入路（主操作孔＋两个辅助孔，图2-1-3，图2-1-4）可满足各种胸腔镜心脏手术。随着术者经验的增加，三孔法可逐步精简为双孔法（主操作孔、辅助孔各一个，图2-1-5）和单孔法（仅主操作孔，图2-1-6）。

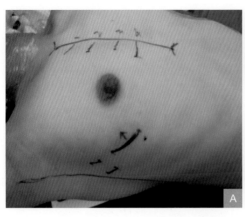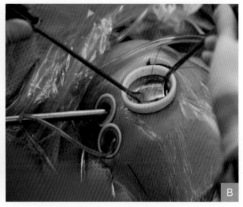

图2-1-3　三孔法入路：胸壁切口由一个主操作孔、两个辅助孔构成

A. 皮肤切口定位；B. 术中情况。

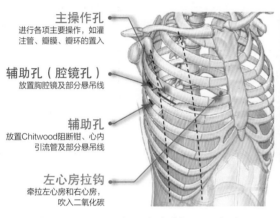

主操作孔
进行各项主要操作，如灌注管、瓣膜、瓣环的置入

辅助孔（腔镜孔）
放置胸腔镜及部分悬吊线

辅助孔
放置Chitwood阻断钳、心内引流管及部分悬吊线

左心房拉钩
牵拉左心房和右心房，吹入二氧化碳

图2-1-4　三孔法入路胸壁切口示意图

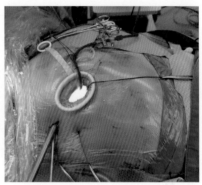

图2-1-5　双孔法：胸腔镜与阻断钳、引流管置于同一辅助孔

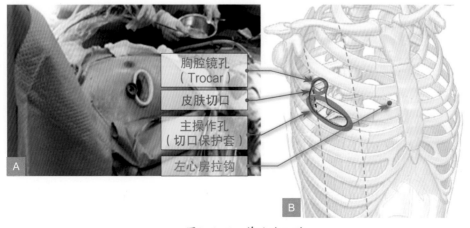

胸腔镜孔（Trocar）

皮肤切口

主操作孔（切口保护套）

左心房拉钩

图2-1-6　单孔法入路

A. 单孔法入路术中情况；B. 单孔法切口示意图。

（一）主操作孔

主操作孔（2～3.5cm）：供镊子、针持、剪刀等器械伸入完成各项主要操作以及灌注管、瓣膜、瓣环的置入。

切口定位

主操作孔定于右侧胸壁锁骨中线外第四肋间，切口外端位于腋前线附近，具体位置视手术类型而定。若仅行右心手术（三尖瓣手术、房间隔手术），主切口可稍靠前，切口外端位于腋前线前0.5～1cm即可；若手术涉及左心系统（如二尖瓣手术、房颤射频消融术、室间隔切除术），则建议切口越过腋前线，切口外端位于腋前线后0.5～1cm。对于初学者，适当向前延长切口是一个安全的选择，还可辅以肋间小切口撑开器，必要时可在直视下完成高难度操作。

另外，考虑到美观需求，女性患者的皮肤切口定位于乳缘处，铺手术单后应将乳房推向内上方，使皮肤切口对准第四肋间，以外科手术贴膜固定。

（二）辅助孔

辅助孔（1～1.5cm）：根据术者的经验和手术操作的难度，可做1个或2个辅助孔（分别位于第四肋间和第五肋间），用于放置胸腔镜、Chitwood阻断钳、心内引流管以及各种悬吊线。

切口定位

辅助孔的具体位置取决于主操作孔，一般位于第四肋间和第五肋间的腋中线附近。基于主操作孔的位置，第四肋间辅助孔在主操作孔外2cm，而第五肋间辅助孔相比第四肋间辅助孔的位置靠外0.5～1cm（图2-1-3）。

（三）其他穿刺孔

除了必要的主操作孔和辅助孔，还可通过穿刺的方法在胸壁设定其他小孔洞（2～3mm）。

（1）左心房拉钩用于打开左心房后暴露二尖瓣、左心耳、室间隔等左心结构，于胸骨旁第三肋间穿出，固定于体外。

（2）肥胖患者膈肌较高，可高达第四肋间，阻挡心脏。膈肌悬吊线可经腋中线第五肋间引出。

（3）若术中暴露困难，需要增加不同角度的悬吊线，可酌情从胸壁其他地方穿刺，勾出并固定悬吊线。

三、技术要点

三孔法中，胸腔镜、器械、管道可灵活安排于主操作孔和两个辅助孔之间，可基本满足初学者和术者对复杂手术的操作需求。随着术者和助手经验的增加，胸壁切口可向双孔法、单孔法过渡。

三孔法入路的切口定位见图2-1-3、图2-1-4。胸腔镜从第四肋间辅助孔伸入，主动脉阻断钳、心内引流管和悬吊线置于第五肋间辅助孔。两个孔洞应处于不同的水平高度，且腔镜孔高于另一辅助孔，以避免阻断钳阻挡胸腔镜视野、胸腔镜蹭到阻断钳引起主动脉损伤。

相比于三孔法，双孔法入路（图2-1-5）减少了第五肋间辅助孔，胸腔镜、阻断钳以及引流管皆置于同一个辅助孔。阻断钳位于胸腔镜下方，持镜者应避免大幅度上提胸腔镜，以免损伤主动脉。而众多悬吊线可从辅助孔引出，也可从第五肋间（低于辅助孔水平位置）以穿刺法引出。

单孔法入路（图2-1-6）则省略了辅助孔，皮肤打开4 cm切口后，经同一切口，打开第四肋间（3～3.5 cm）作主操作孔，打开第三肋间置入Trocar作胸腔镜孔，主操作孔以切口保护套保护。单孔法入路需配合链式阻断钳或Glauber阻断钳，心内引流管、灌注管和各种悬吊线均经过主操作孔引出。单孔法中胸腔镜活动度比较局限，对持镜者和术者的技术及配合要求均较高。

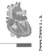

第二节 心内操作前的准备

良好的心内操作术野是顺利进行手术、缩短手术时间的重要保障，而这需要合适的手术入路、良好的心脏引流、满意的心内暴露、可靠的心脏停搏来维持。本节将详细介绍各项心内操作前的基本操作。

一、股动、静脉插管

管道、器械、胸腔镜准备完成后，随即开始建立外周体外循环。首选的插管部位为右侧股动、静脉，其次为左侧股动、静脉。一般来说，大多数患者的股动、静脉可满足插管的条件。

股动、静脉插管是心脏外科医生的基本功之一。操作者需要熟知插管部位的组织层次、血管走行、神经分布等解剖学知识，还需要熟练掌握操作流程；另外，对细节的把控、与护士和助手的协作也是操作成功的重要影响因素。

（一）相关解剖结构

股动、静脉插管的首选部位位于股三角区（图2-2-1）。腹股沟韧带、长收肌内缘、缝匠肌内缘分别构成股三角的上界、外界和内界。股神经、股动脉、股静脉、股管、淋巴管由外至内并排地由此经过。股动脉、股静脉被包裹于质韧色白的股鞘中。

股动脉延续自腹腔内的髂外动脉，在腹股沟韧带中点处穿出至股三角，走行于股静脉的外侧，至股三角尖处逐渐从外侧跨到股静脉的前方。股动脉在腹股沟韧带下方3～4cm处发出第一支较粗的分支——股深动脉。

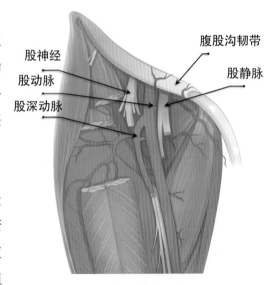

图2-2-1 股三角区解剖示意图

股静脉接受下肢深、浅部位静脉血，并接受腹壁浅静脉及会阴外静脉的血液。股静脉在股三角区内伴行于股动脉，其管径一般比股动脉粗。

（二）切口选择

根据不同术者的操作习惯，切口可分为纵切口和斜切口；根据切口的部位可分为皮肤皱褶线以上和皮肤皱褶线以下。不同的切口有各自的优点和缺点。

纵切口的优点在于其顺着血管走行，能通过相对较小的切口较充分地暴露血管，但切口缝合后略显皱缩；而对于皮下脂肪较厚或血管波动欠佳，术前体表定位困难的患者，斜切口便于寻找血管，相对较为合适、安全。

图2-2-2标记了两种常用的纵切口，标记①和标记②分别位于皮肤皱褶线以上及以下的股动脉搏动处，表示股动脉的体表投影。选择皮肤皱褶线以上切口时，还需标记出腹股沟韧带的体表投影，该切口对应的股动、静脉走行相对较浅、分支较少且管径较大，但靠近腹股沟韧带及腹腔，容易造成副损伤，需多加注意。而选择皮肤皱褶线以下切口，则远离腹股沟韧带和腹腔，但此处分支相对较多、血管管径相对较细，股动脉还可能走行于股静脉前方，不利于游离、插管等操作。

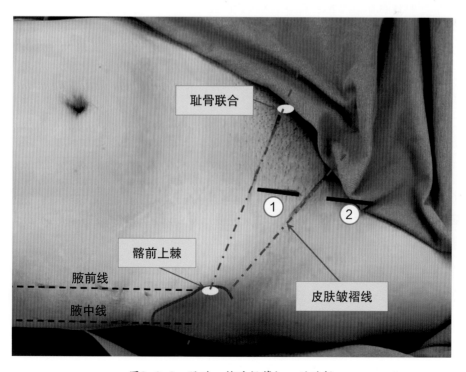

图2-2-2 股动、静脉插管切口的选择

（三）管道型号的选择

一般来说，患者的体重和血管管径是操作者选择管道型号时需要考虑的主要因素。在不考虑血管管径的情况下，患者体重对应的管道型号可参照表2-2-1。多数情况下，股动脉使用20Fr以下的插管已经足够。

表2-2-1　股动、静脉插管型号参照表

体重/kg	股动脉管道/Fr	股静脉管道/Fr	体重/kg	股动脉管道/Fr	股静脉管道/Fr
10~15	12	14	40~50	16~18	20~24
15~20	14	16~18	50~60	18~20	22~26
20~30	16	18~20	60~80	18~22	24~28
30~40	16~18	20~22	80~100	20~24	28~32

（四）操作步骤

1. 基础操作步骤。

（1）切开皮肤2~3cm，嘱体外循环医生给予肝素。

（2）由浅入深逐层切开皮肤和皮下组织，暴露白色、质韧的股鞘，再次确定股动脉搏动。

（3）钝性分离打开股鞘，充分游离暴露股动脉和股静脉，评估管径，以患者体重和血管管径为依据，选择合适的管道。

不同的术者可根据其操作习惯选择不同的切口和插管方法。

2. 穿刺法插管。

（1）于股静脉缝制一道荷包，于股动脉缝制两道荷包；在激活全血凝固时间（activated clotting time of whole blood，ACT）达到插管标准时即可插管。

（2）先行股静脉插管。穿刺前取来管道，预测插管置入长度：穿刺点至胸壁切口，为30~45cm。穿刺时，穿刺针与股静脉成30°角刺入股静脉，见回血后送入0.032J头硬导丝，随后拔出穿刺针，交换送入鞘管后，尖刀纵行切开扩张穿刺口（图2-2-3），随后拔出鞘管，交换送入静脉管道至合适深度。抽出管芯，连接体外循环管道。

（3）随后行股动脉插管。大致流程同上。插入穿刺针后，可见搏动性血流喷出；送入导丝时，利用食管超声可于降主动脉内发现导丝；置入管道时，助手可用拇指抵住管芯，保持管芯与管道的贴伏状态（图2-2-4），管道头端应置于腹主动脉-髂总动脉分叉处。连接管道测量泵压，若泵压满意，应及时以丝线将管道固定于皮肤处，避免术中动脉管滑脱。

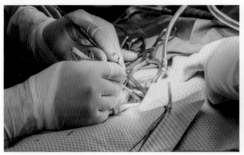 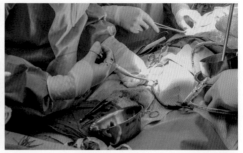

图2-2-3 尖刀顺着扩张鞘管切开血管壁　　图2-2-4 送入管道时,保持管芯与管道的贴
伏状态

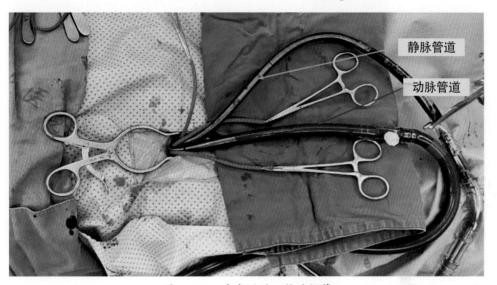

静脉管道

动脉管道

图2-2-5 完成股动、静脉插管

3. 切开法插管(图2-2-5)。

(1)暴露股动脉时,应游离其周围的分支并结扎,保证插管时的良好术野。

(2)在股动脉插管位置的头侧缠绕丝线两圈,以无损伤阻断钳钳夹插管部位两侧的股动脉,纵向或横向切开股动脉,插入管道,松开阻断钳并缩紧缠绕在股动脉近端的丝线,连接管道,测量泵压,固定管道。

(3)股静脉插管的大致流程同上。切开静脉前需先预估管道置入长度。

(4)此方法需术前行股动脉CT血管造影评估血管走行,如有迂曲,建议带导丝及管芯插管。

(五)技术要点

1. 为了切口能够良好愈合,股动、静脉插管的切口一般不宜跨过皮肤皱褶线。

第二章 ▼

全胸腔镜心脏手术的基本操作

2. 术前触摸股动脉搏动、定位切口时，部分患者的搏动不明显，甚至触不到搏动，此时可应用血管超声进行定位。在游离股动、静脉时，边触摸边操作是一个良好的习惯，逐层游离之后可见白色、质韧的致密结缔组织——股鞘，触摸并确定搏动后再打开股鞘，游离股动脉，如此操作可避免神经损伤等并发症的发生。

3. 充分地暴露股动、静脉是后续操作的安全保证，利用穿刺法插管，只需游离血管的前壁，而利用切开法，则需要把整段血管游离出来。另外，良好的操作应是准确、轻柔的，以减少对股动脉的刺激（如器械触碰、电刀热传导等），避免股动脉挛缩，若股动脉发生挛缩，可喷射罂粟碱使动脉扩张。

4. 穿刺法插管注意事项：①暴露股动脉后可先探查管壁有无钙化和明显的斑块。②对于股动脉位置较深或切口小的情况，预置荷包宜靠近股动脉的近端，为后续穿刺提供合适的角度；其次，椭圆形荷包大小适中，尽可能避免术后股动脉狭窄的发生。③穿刺针不宜过粗，斜面不宜过长，否则容易损伤股动脉后壁。④穿刺点应靠近荷包的下角，为后续尖刀切开扩张预留空间，且尖刀切开时应平行于长轴；若垂直于长轴，易撕裂动脉侧壁，难以止血。

5. 刚开始送导丝时若无法送入或阻力增大，多由于针尖斜面过长，或垂直血管壁，导致穿刺针斜面未完全进入血管管腔，送入的导丝顶住血管壁（图2-2-6 A）或磨蹭血管壁（图2-2-6 B），若不及时调整，可导致动脉局部夹层或广泛夹层。

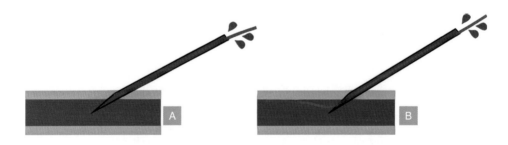

图2-2-6　导丝进入动脉时无法送入或阻力增大
A.导丝顶住血管壁；B.导丝磨蹭血管壁。

6. 选择管道型号时，应首先考虑血管管径，其次考虑患者体重。若血管管径过细，多由于：① 插管位置过低或位于血管分支；② 操作不当导致血管挛缩。若排除以上原因后血管管径仍无法满足体外循环流量，可考虑行双侧插管。

二、腋动脉插管

如前所述，股动脉插管是临床最为常用的外周体外循环灌注方式，但我们仍需要考虑几个特殊情况：①部分患者的股动脉直径小，如成人房间隔缺损患者，其动脉系统常发育不良，股动脉直径偏细小，难以插入与体重匹配的动脉灌注管，强行使用股动脉进行体外循环灌注，会导致股动脉损伤概率高；②老年患者的股动脉、髂外动脉、髂总动脉存在明显钙化，股动脉插管可增加脑卒中、动脉栓塞以及主动脉夹层等并发症的发生；③小部分患者存在髂动脉迂曲，在置入导丝时即存在困难。因此，选择插管方式时应充分考虑患者自身条件，术前行全主动脉CTA检查评估主动脉及外周血管情况，对患者尤其老年患者是非常有价值的。

如果患者股动脉不适合插管灌注，此时腋动脉插管将成为这类患者建立外周体外循环的优选方案。腋动脉插管通常应用于主动脉手术之中，特别是涉及弓部的手术。血管病变如夹层、动脉瘤、粥样硬化等，较少累及腋动脉。采用腋动脉插管进行灌注时，血流方向符合生理状态，同时便于进行单侧选择性脑灌注，且切口位于胸部，便于管理，污染风险小。但腋动脉位置较深，周围毗邻结构复杂，相对于股动脉插管而言，其难度、风险均较大，对初学者来说需要积累一定的经验后，才能流畅、安全地操作。

（一）相关解剖结构

腋动脉在胸大肌、胸小肌深面，是锁骨下动脉的延续，自第一肋外侧缘，斜向下外经过腋区，至大圆肌下缘处进入臂，延续为肱动脉。腋动脉毗邻臂丛神经、腋静脉，从腹侧到背侧，依次为腋静脉、腋动脉、臂丛神经（图2-2-7），部分腋动脉被臂丛神经分支包绕，腋动脉下方为胸膜顶。在进行体表定位时，上肢外展至水平位，手掌向上，自锁骨的中点与肱骨内外侧髁连线的中点稍下方做一连线，在背阔肌下缘以上为腋动脉的体表投影，以下为肱动脉的体表投影。

腋动脉被其前方的胸小肌跨过分成三段，肌近侧的为第一段，肌后方的为第二段，肌远侧的是第三段。腋动脉主要分支包括胸上动脉、胸肩峰动脉、胸外侧动脉、肩胛下动脉、旋肱后动脉及旋肱前动脉，各分支起点、走行变异度较大，增加了解剖游离的难度。

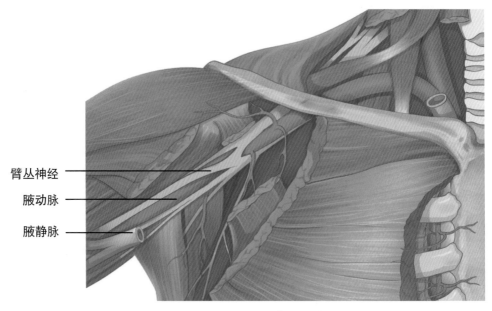

臂丛神经

腋动脉

腋静脉

图2-2-7 腋动脉周围解剖示意图

（二）操作步骤

皮肤切口起点选择在右锁骨中点下方1～2cm，做一长4～5cm与人体长轴垂直的切口。切开皮肤后，逐层分离皮下组织及胸大肌筋膜，在肌束之间钝性分离胸大肌后，使用乳突牵开器向上、下拉开胸大肌，显露胸锁筋膜，仔细分离此筋膜，显露胸小肌，调整牵开器，同时拉开胸大肌及胸小肌，即可暴露腋动脉及周围组织结构。充分游离、松解腋动脉周围组织，各分支用橡胶带阻断（缠绕两圈），腋动脉近端缠绕丝线，并套入细胶管或尿管，用于插管后阻断血管、固定插管。

予肝素至ACT达标后，穿刺或切开腋动脉，插入管道，并固定于皮肤切口边缘，以防止其脱落。

体外循环结束后，拆除固定插管、血管的套线，拔除插管的同时阻断腋动脉近端，动脉切口采用6-0 prolene线双侧连续缝合，缝合时注意避免血管扭曲变形。

（三）技术要点

1. 操作应准确、轻柔，减少对腋动脉及周围神经的刺激（如器械触碰、电刀热传导等），避免血管、神经损伤等并发症的发生。

2. 应尽可能游离显露腋动脉分支，使用胶带阻断，对于严重干扰插管的小分支，可结扎后离断。

3. 不宜过多剥离腋动脉外膜，避免使血管中层裸露，手术结束后缝合腋动脉切口时，外膜可帮助止血。

4. 腋动脉切口不宜平行于血管，横切或斜切较为合理，便于在插管的同时降低因缝合切口导致血管狭窄的风险。

5. 腋动脉内径细，血管壁薄，动脉插管的管芯有造成血管损伤的风险，插管遇到阻力的时候不可强行插管，可稍微退出插管，感觉阻力消失后再插入，密切关注泵压。

6. 插管尺寸的选择同股动脉插管。插管不能太深，避免影响颈总动脉血流，可选择长度短、前段软的动脉插管。

7. 如果腋动脉细小，可使用一段人工血管，一端与腋动脉端侧吻合，另一端连接动脉插管，此方法同时使右上肢得到灌注，但人工血管渗血较多。

第三节 打开胸壁切口

正确的胸壁切口可为术者带来舒适的手术操作角度，使手术顺利完成；同时也可减少后续的胸壁止血工作，缩短手术时间。

一、相关解剖结构

胸壁切口的层次由浅入深包括皮肤、浅筋膜、深筋膜、胸壁肌肉、肋骨和肋间肌肉、胸内筋膜和壁层胸膜。较厚的胸大肌、较薄的胸小肌和前锯肌是切口附近主要的胸壁肌肉，而肋间肌肉包括肋间外肌、肋间内肌和肋间最内肌。

做胸壁切口时，胸壁肌肉的层次和肋间肌肉的层次均不易分辨。在操作中需注意避免损伤胸长神经及肋间血管。

胸长神经是发自臂丛的锁骨上部，在胸壁外侧沿前锯肌的表面下降，支配前锯肌。前锯肌起点位于第1～9肋骨的外侧面，止于肩胛骨的内侧和下角的前面，此肌引肩胛骨向前，或使肩胛骨下角外旋；肩胛骨固定时，可以上提肋骨助深吸气。胸长神经损伤时，可引起肩胛骨脊柱缘和下角向后外翘起，形成"翼状肩"。因此，在选择切口位置时，不宜过于靠外，以免损伤此神经。

肋间动脉（图2-3-1）自锁骨下动脉肋颈干或胸主动脉发出后紧贴肋沟前行，行至肋角处多分出肋间侧副支，该支血管向前下走行，继而沿下位肋骨的上缘继续前行。上9对肋间动脉及其侧副支的末端与胸廓内动脉（胸廓内动脉）和肋间前动脉吻合。各肋间静脉和神经与同序的肋间动脉伴行，静脉位于动脉上方，神经位于动脉下方。

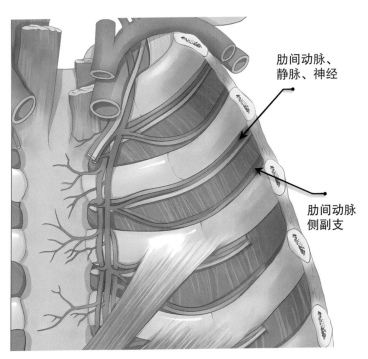

肋间动脉、静脉、神经

肋间动脉侧副支

图2-3-1 前胸壁内侧示意图

二、操作步骤

以双孔入路为例。

（一）主操作孔

1. 切开皮肤前再次明确切口位置。

2. 切开皮肤，逐层打开皮下脂肪、胸大肌、胸小肌和前锯肌，暴露肋间肌。

3. 切开肋间肌之前，嘱麻醉医师行选择性左肺通气，并排出右肺残气。

4. 打开胸膜腔：以镊子或扁桃体钳于肋间肌中间戳开壁层胸膜，撑开胸膜腔破口，确定肺部已经塌陷，避免损伤肺组织。

5. 用电刀自胸膜腔破口向两侧切开肋间肌和壁层胸膜，充分止血，置入软组织牵开器。

（二）打开辅助孔

1. 用手指从主操作孔探入，距离主操作孔约2cm处确定第4肋间辅助孔位置。

2. 切开皮肤（1.5cm），逐层打开皮肤、皮下脂肪、胸部肌肉（胸大肌、胸小肌、肋间肌）。

3. 胸腔镜从主操作孔深入，在胸腔镜下打开壁层胸膜，充分止血，建立辅入路，置入胸腔镜、左心引流管、阻断钳等。

（三）膈肌悬吊线

部分肥胖患者（平卧位、麻醉后）的膈肌可超过第4肋间，阻挡术野，妨碍手术操作；更有甚者，心脏会被膈肌挤向左侧胸腔，或过高的膈肌挤压瓣环，影响瓣膜成形效果。悬吊膈肌可用于手术显露及操作。

悬吊膈肌的方法：

1. 以3-0 prolene线带垫片于膈肌肌腱处做褥式缝合并打结。

2. 在第6肋间腋中线的皮肤处以尖刀切开一个2~3mm切口（以勾线器粗细为准）。

3. 插入勾线器，将去针的3-0 prolene线勾出并固定于无菌巾，将膈肌向下方牵引，改善心脏显露。

三、技术要点

1. 打开胸壁切口时，应尽量避免损伤肋间动脉造成后续止血困难。因此在切开肋间肌时，应选择肋间中央的位置，并避免造成锯齿状切口。

2. 第4肋间的主操作孔和辅助孔距离较近，打开这两个孔洞时，为防止造成

第二章 ▼ 全胸腔镜心脏手术的基本操作

止血困难或增加胸壁疝形成的风险，应避免电刀的过度灼烧而将两孔之间的壁层胸膜和肋间肌一同切开。

3. 胸腔镜、Chitwood阻断钳和心内引流管均置于第4肋间辅助孔，因此该辅助孔不宜过小，且胸壁较薄的患者不宜使用Trocar，避免胸腔镜挤压Chitwood阻断钳，从而牵拉、损伤主动脉。

第四节 切开、悬吊心包

一、相关解剖结构

心包是一个近似锥形的纤维浆膜囊，包裹在心脏和出入心脏的大血管根部外面。其可分为纤维性心包和浆膜性心包。纤维性心包是一个坚韧的致密结缔组织囊，其上部在出入心脏的大血管根部与血管外膜相移行，底部附着于膈肌的中心腱上。

浆膜性心包由间皮和纤维结缔组织构成，分为脏、壁两层。壁层紧贴于纤维性心包的内面；脏层紧贴于心肌的外面，成为心外膜。脏、壁两层在出入心脏的大血管根部反折而相互移行，故两层之间便形成一个密闭的腔隙，称为心包腔。心包的前外侧、外侧及后外侧都与胸膜相接，两侧的膈神经、心包膈血管位于纤维性心包与纵隔胸膜之间。其中，膈神经在全腔镜心脏手术中具有重要的解剖意义。

二、操作步骤

1. 切开心包前必须先确定膈神经的位置（图2-4-1），在平行膈神经前方至少2cm处切开心包。

2. 开放上、下腔静脉，体外循环转流，引空心脏（图2-4-2）。

3. 用微创镊子提起心包，以电刀烫开一个小洞，解除心包腔内的负压，使心脏与心包分离（图2-4-3），避免体外循环期间较难发现的右心耳穿孔，停机后出现的未氧合出血多考虑右心耳损伤。

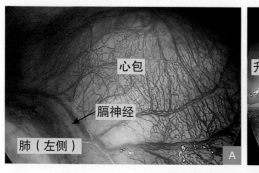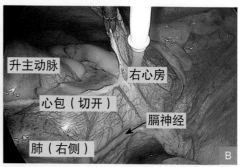

图2-4-1　确定膈神经的位置

A.切开心包前；B.切开心包后，切口在膈神经前方至少2cm处。

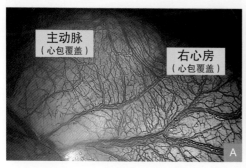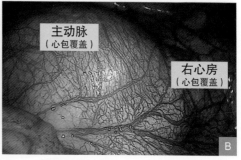

图2-4-2　切开心包前，引空心脏

A.心脏引空前，右心房充盈、膨胀；B.体外循环转流，右心房空虚。

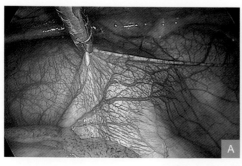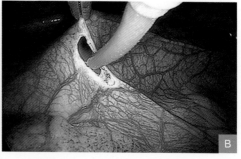

图2-4-3　提起、切开心包

A切开心包前，心包紧贴心脏大血管；B切开心包，心包与心脏大血管分离。

4. 先悬吊该处心包，悬吊线从主操作孔引出，绷紧、固定（图2-4-4 A）。

5. 继续向头侧、足侧（至膈肌处）切开心包，充分暴露升主动脉、右心房、下腔静脉，并充分止血（图2-4-4 B）。

6. 悬吊肺门侧的心包至少两针，分别对着上、下腔静脉口（图2-4-4C）。

7. 分别从第4肋间辅助孔和第5肋间辅助孔（或第6肋间腋中线穿刺孔）引出上述肺门侧的悬吊线，绷紧、固定；调整胸腔镜角度，暴露术野（图2-4-4D）。

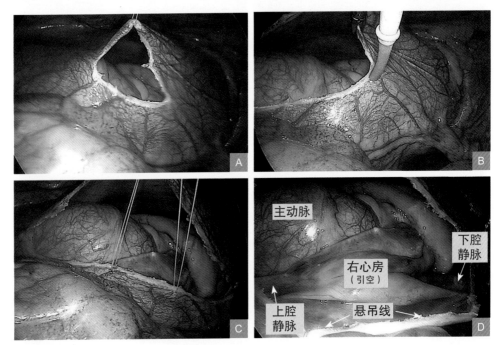

图2-4-4 切开、悬吊心包

A.第一针悬吊；B.继续切开心包；C.第二针、第三针悬吊；D.完全切开心包。

三、技术要点

1. 不少的肥胖患者不仅膈肌较高，而且心包表面的脂肪组织较厚且覆盖广泛。在悬吊膈肌后、切开心包前，清除冗余的脂肪组织，并对创面充分止血，但应注意避免损伤膈神经。

2. 老年患者或长期抽烟患者的肺顺应性较差。选择性左肺通气时，右侧肺内的气体难以排出，导致右肺对心脏的阻挡（图2-4-5A、B）。操作时，心包切口可离肺门处更远，一边切开，一边悬吊心包，利用肺门侧较多的心包压住右肺组织，为心内操作争取清晰的术野（图2-4-5C、D），同时减少吊线对肺组织的切割损伤。

3. 若胸腔内存在较多积液，或者术中血液流入并蓄积在胸腔时，可导致右肺上浮，阻挡术野，应适时抽净胸腔内液体。

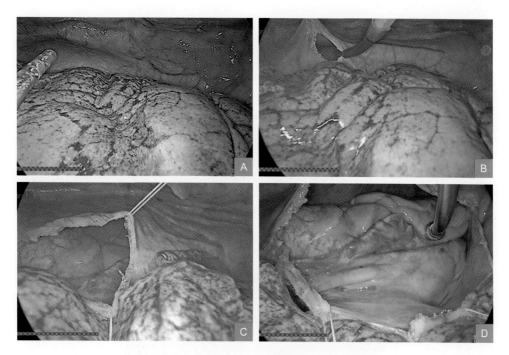

图2-4-5 通过悬吊心包来压住肺组织，暴露心脏

A.右肺顺应性差，阻挡视野；B.选择远离肺门处切开心包；C.一边切开一边悬吊；D.用切开的心包压住肺组织。

第五节 置入左心房拉钩

一、相关解剖结构

用左心房拉钩牵拉左心房，拉钩柄穿胸壁而出，固定于胸壁外。完成该操作需要注意避免损伤右侧胸廓内动脉。

胸廓内动脉由同侧锁骨下动脉第一段的下壁发出，沿前斜角肌内缘向下内行，经锁骨内侧半后方与胸膜顶的前方进入胸腔，继而在胸前壁的内面、距胸骨侧缘之外约1.5cm处下行，穿过膈肌进入腹直肌鞘内，移行为腹壁上动脉，并与腹壁下动脉相吻合。胸廓内动脉沿途发出肋间支、穿支、心包膈动脉和肌膈动脉等分支。

二、操作步骤

置入左心房拉钩的方法有两种：直接法和穿刺法。

（一）直接法

1. 经胸腔镜明确胸廓内动、静脉所在位置（图2-5-1）。

2. 从体表看，左心房拉钩的胸壁打孔位置一般在胸骨右侧第3肋间或第4肋间；在胸腔镜下看则位于左心房（房间沟）的正上方。可以在助手于体表按压相应肋间的同时，通过胸腔镜观察以明确打孔位置。

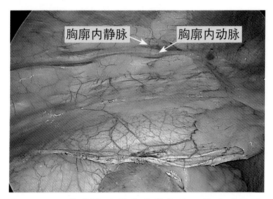

图2-5-1　胸腔镜下明确胸廓内动、静脉的位置

3. 从主操作孔伸入直角止血钳，在胸廓内动、静脉旁刺入（图2-5-2）。

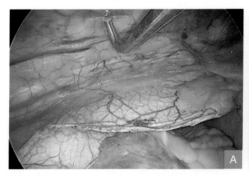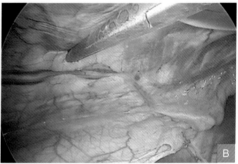

图2-5-2　避开胸廓内动、静脉，伸入直角止血钳
A.选准穿刺部位；B.避开胸廓内动脉刺入。

4. 助手从体表确定直角止血钳尖端的位置，并于此处做长5mm的切口（视拉钩粗细而定），充分止血（图2-5-3）。

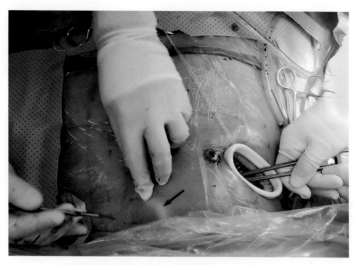

图2-5-3　左心房拉钩体表切口

（箭头处）确定直角止血钳尖端的位置。

5. 经前述切口，置入左心房拉钩（图2-5-4，图2-5-5）。

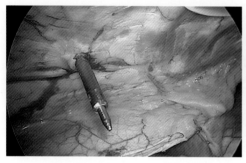

图2-5-4　置入左心房拉钩

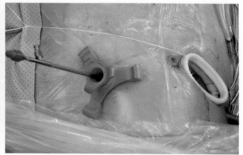

图2-5-5　左心房拉钩外面观

（二）穿刺法

1. 经胸腔镜明确胸廓内动、静脉所在位置（图2-5-1）。

2. 从体表看，左心房拉钩的胸壁打孔位置一般位于胸骨右侧第3肋间或第4肋间；在胸腔镜下看则位于左心房（房间沟）的正上方。可以在助手于体表按压相应肋间的同时，通过胸腔镜观察以明确打孔位置。

3. 胸腔镜观察下，穿刺针于体表刺入，避开胸廓内动、静脉，刺入胸腔。

4. 经穿刺针送入硬导丝，退出穿刺针；尖刀扩皮（约5mm，具体视拉钩粗细而定）。

5. 通过导丝，由细至粗地送入扩张管扩张洞口。

6. 左心房拉钩抽出管芯后经导丝送入；抽出导丝、置回左心房拉钩管芯。

三、技术要点

1. 左心房拉钩的体表切口位于胸骨旁。女性患者的乳房组织会在消毒铺单时被推向左上方，因此在做左心房拉钩切口时，助手应推开乳房，暴露胸骨旁，绷紧皮肤并于此处做切口。此举是为了尽量避开乳腺组织，避免破坏乳腺组织和因此导致的止血困难。

2. 使用穿刺法时，可使用动脉管道（16～20Fr）的穿刺针和扩张管，对穿刺口进行扩张，一般该管芯的管径与左心房拉钩的粗细相当。

第六节 上腔静脉、下腔静脉套线阻断

全胸腔镜下上腔静脉、下腔静脉套线的操作与传统正中开胸直视下操作相似，但碍于切口大小和缺少助手的直接协助，术者在钝性分离腔静脉时应小心操作，避免静脉撕裂以及损伤邻近结构。

一、相关解剖结构

腔静脉与心包横窦、斜窦的解剖结构见图2-6-1。

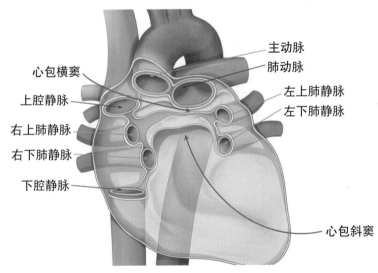

图2-6-1 腔静脉与心包横窦、斜窦

上腔静脉收集头臂静脉和奇静脉的静脉血，注入右心房，是头、颈、上肢、上胸部血液回流的主干。在心包腔内，上腔静脉的前面和两侧被心包的浆膜层覆盖，主动脉并行于上腔静脉左前方，右肺动脉横行于上腔静脉的后方。

心包横窦是心包腔在主动脉、肺动脉后方与上腔静脉左侧、左心房上方的间隙。心包横窦的左侧入口在左心耳、左肺动脉、左上肺静脉之间，右侧入口在上腔静脉、右肺动脉与主动脉之间。上腔静脉与右肺动脉表面的心包浆膜层相延续，构成心包横窦的右侧边界。

下腔静脉收集下半身的静脉血注入右心房的后下部，是下肢、盆部、腹部血液回流的主干。在心包腔内，下腔静脉两侧的心包浆膜层在下腔静脉后方向两侧反折成壁层心包，此处的心包反折构成心包斜窦的右侧边界。

心包斜窦位于左心房后壁，是左右肺静脉、下腔静脉与心包后壁之间的心包腔。

二、操作步骤

（一）上腔静脉套线阻断

胸腔镜自第4肋间辅助孔伸入，其余器械从主操作孔伸入。悬吊心包，充分暴露上、下腔静脉。

1. 游离上腔静脉与右肺动脉之间的疏松间隙：用镊子提起上腔静脉，绷紧后用低功率（20W，电凝模式）高频电刀点灼间隙表面的浆膜层（图2-6-2A），拨开上腔静脉与右肺动脉之间的组织（图2-6-2B），打开该疏松间隙。

2. 以钝性分离的方式彻底游离上腔静脉与右肺动脉之间的疏松间隙后，上腔过带钳（带10号丝线）从该间隙绕过上腔静脉向上顶（图2-6-2C），在上腔静脉与升主动脉之间可见钳子的尖端被浆膜层覆盖（图2-6-2D）。

3. 若钳尖端表面的浆膜层不能被轻易捅开，可以小心地用高频电刀（20W，电凝模式）灼开（图2-6-3A、B），注意避免损伤上腔静脉和主动脉。

4. 用镊子取出丝线的一头打结，或用套软胶管阻断（图2-6-3C、D）。

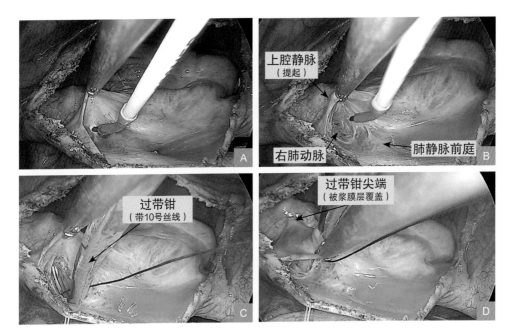

图2-6-2　彻底游离上腔静脉与右肺动脉之间的疏松间隙

A. 电刀灼烧；B. 打开腔隙；C、D. 将带线上腔过带钳送入腔隙。

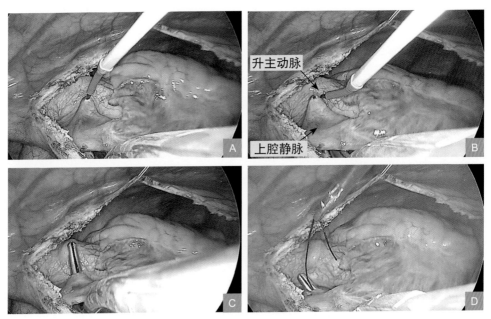

图2-6-3　上腔过带钳送入10号丝线套绕上腔静脉

A、B. 用电刀打开浆膜层；C. 钳头通过间隙；D. 取出丝线。

（二）下腔静脉套线阻断

下腔静脉套线阻断的操作方法与上腔静脉类似，难点在于打开下腔静脉后方与心包之间的疏松间隙。

1. 用镊子捏起下腔静脉开口处的右心房组织，提起下腔静脉，绷紧下腔静脉与心包之间的浆膜层，以高频电刀灼开一个破口（图2-6-4 A、B）。

2. 持续提起下腔静脉，同时用吸引器吸头或其他器械对下腔静脉后方的疏松间隙进行钝性分离（图2-6-4 C）。

3. 该间隙与心包斜窦之间还有一层浆膜层，利用器械稍用力即可将其剥离并扩大间隙，显露心包斜窦（图2-6-4 D）。

4. 将肾蒂钳（带10号丝线）从斜窦进入，绕过下腔静脉后方，钳尖紧贴心包膈面行进（图2-6-5 A、B），胸腔镜深入至心包腔，调整角度，用镊子拨开心脏，暴露肾蒂钳尖端（图2-6-5 C）。

5. 用镊子抽出肾蒂钳夹住的丝线（图2-6-5 D），用套软胶管阻断或备用。

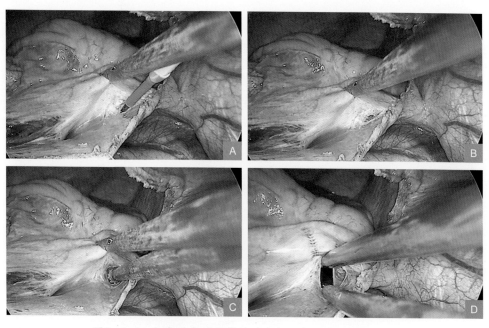

图2-6-4　彻底游离下腔静脉后方与心包之间的疏松间隙
A、B. 电刀灼开浆膜；C、D. 打开间隙。

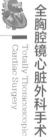
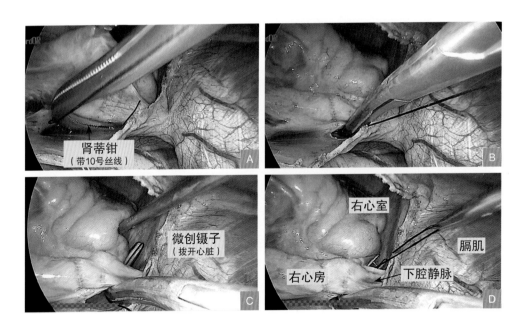

图2-6-5　肾蒂钳送入10号丝线套绕下腔静脉

A、B.带丝线肾蒂钳通过下腔静脉后方；C.拨开心脏；D.取出丝线。

三、技术要点

本节操作难点在于游离上、下腔静脉后方的疏松间隙。术者操作时务必小心，使用电刀时应避免损伤上腔静脉、下腔静脉、右肺动脉、主动脉；钝性分离时应找准组织间隙，轻柔操作。如操作不慎导致上、下腔静脉破裂，可尝试用镊子（或哈巴狗血管夹、心耳钳）钳夹破口，用5-0 prolene线修补；如破口较大或出血较快，必要时可延长切口（主操作孔）进行修补。

第七节　缝制主动脉灌注荷包与插入灌注针

灌注针自主操作孔插入，因此预置的荷包线位于升主动脉侧壁，且正对主操作孔。全胸腔镜下的操作与传统正中开胸直视下的操作大同小异，但前者更讲究动作稳定、精细，以及操作者对"手感"的把控。

一、操作步骤

1. 缝制荷包前，充分悬吊心包，暴露升主动脉，明确阻断钳和灌注针的位置，为阻断钳预留位置。

2. 确定灌注针位置，用高频电刀低功率（电凝模式，20 W）点灼主动脉的外膜（图2-7-1）。

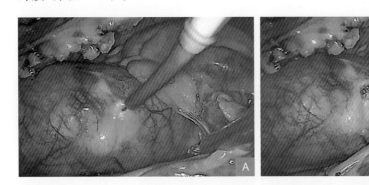

图2-7-1 高频电刀点灼灌注针穿刺点的主动脉外膜
A. 烧灼中；B. 烧灼后，见穿刺部位。

3. 缝制荷包：3-0 prolene线带双垫片，以"四针八边法"缝制荷包（图2-7-2）。从主操作孔伸入微镊子和微创持针器。以镊子捏住主动脉的外膜，起固定作用。

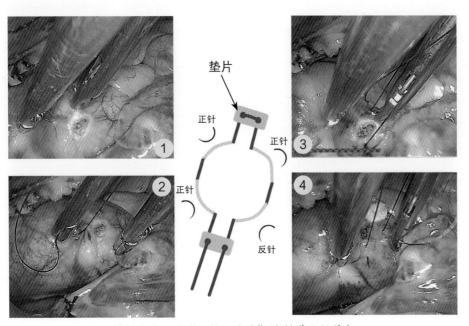

图2-7-2 以"四针八边法"缝制灌注针荷包

第①针：胸腔镜视野下，正针持针，于左上象限以逆时针方向进出针。

第②针：接第①针，正针持针，于左下象限以逆时针方向进出针。

第③针：用持针器夹持3-0 prolene线的另一头，正针持针，于右上象限以顺时针方向进出针。

第④针：接第③针，反针持针，于右下象限以顺时针方向进出针，完成荷包缝制，套胶管。

4. 用镊子提起对侧的带线垫片（图2-7-3 A），将3-0 prolene线套入灌注针两侧的凹槽内（图2-7-3 B）。

5. 对准穿刺点，边收紧荷包线，边刺入灌注针（图2-7-3 C）。

6. 收紧胶管，抽出针芯（图2-7-3 D），灌注管道排气后与灌注针连接，随后固定灌注针。

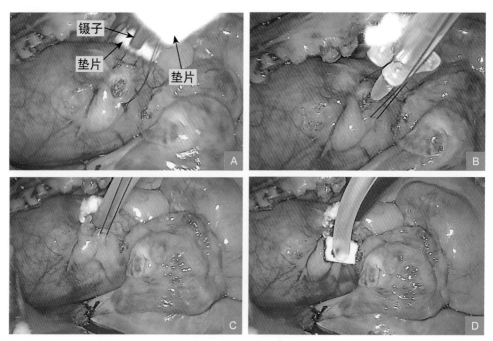

图2-7-3　插入灌注针

A.提起垫片；B.套入灌注针；C.插入灌注针；D.固定灌注针。

二、技术要点

1. 穿刺位置的选择：穿刺点位于主动脉的侧壁，且正对主操作孔。为保证灌注针能以较垂直的角度插入主动脉，缝制荷包前应通过主操作孔观察进而确定穿刺位置和荷包线的位置。另外，穿刺部位应尽可能避开脆弱的右心耳，原因有二：一是若右心耳挡着穿刺点，将不利于该部位的后续止血；二是荷包线的线头和垫片摩擦右心耳有可能会造成心耳破裂出血。

2. 缝制荷包时，助手应轻提缝线，注意力度，给予适当的张力以暴露进出针位置，力度过大容易撕裂主动脉外膜；另外，还要注意避免缝线相互缠绕。

3. 缝制荷包时，动作务必轻柔，避免缝针贯穿主动脉全层，形成血肿或局部夹层。需要注意持针的角度，使缝针与主动脉外膜以相切的角度进出针，针尖在主动脉壁潜行。如不慎贯穿主动脉壁导致血肿形成，且血肿有扩大趋势，可以用电刀（电凝、低功率）为血肿打开一个小破口，及时释放血肿压力，待鱼精蛋白中和后再行止血。

第八节 阻断升主动脉

一、相关解剖结构

主动脉和肺动脉分别发自左心室和右心室后，主动脉与肺动脉干并行。自肺动脉口起始，肺动脉在主动脉起始部的前方向左上后方斜升，达主动脉弓的下方，分为左、右肺动脉，右肺动脉横向走行于升主动脉后方、主动脉弓下方。心包腔内主动脉和肺动脉被心包浆膜层包绕，两者间存在疏松间隙，正中开胸下阻断主动脉前，常规打开此间隙。而全胸腔镜心脏手术中，碍于角度问题，不能通过上述方式进行阻断。主动脉、肺动脉与左心房、上腔静脉围成的间隙即心包横窦，全胸腔镜心脏手术中，阻断钳的一臂可通过此间隙对主动脉进行阻断。

二、操作步骤

双孔法入路，Chitwood阻断钳从第4肋间辅助孔（与胸腔镜共用同一个辅助孔）伸入；三孔法入路，则从第5肋间辅助孔伸入。Chitwood阻断钳具有一定弧度，伸入胸腔后，弓背向头侧，尖端指向心尖方向。

1. Chitwood阻断钳伸入胸腔后打开，嘱灌注师减流量。

2. 将阻断钳送进主动脉上下两侧（图2-8-1 A）。

3. 用吸引器将主动脉向上托，将阻断钳的下臂送入心包横窦，其尖端超过主动脉，送达肺动脉干；同时还要明确尖端没有夹到左心房和左心耳（图2-8-1 B）。

4. 进一步送入胸腔镜，用吸引器下压主动脉暴露阻断钳的上臂，其尖端超过主动脉，送达肺动脉干（图2-8-1 C）。

5. 钳夹主动脉及部分肺动脉（图2-8-1 D），此时阻断钳适当逆时针旋转10°~15°，阻断主动脉，嘱灌注师恢复流量、灌注心脏停搏液。

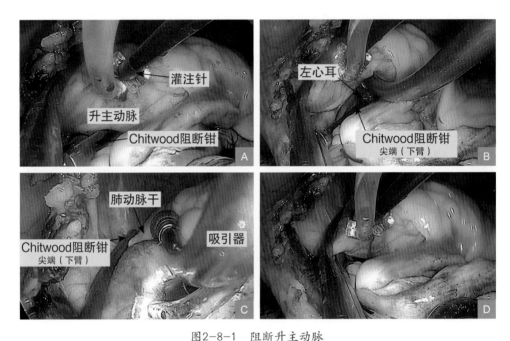

图2-8-1　阻断升主动脉

A. 送入阻断钳；B. 托起主动脉，避免损伤左心房和左心耳；C. 明确阻断钳完整地钳夹主动脉；D. 阻断主动脉。

三、技术要点

1. 术前应明确患者有无主动脉钙化和斑块，阻断前也应探查主动脉有无钙化，避免因斑块脱落导致脑卒中等严重并发症。

2. 老年患者主动脉硬化明显，阻断主动脉时应仔细、慎重，尽可能一次性完成，避免重复钳夹而损伤主动脉导致血肿和夹层形成。

3. 伸入阻断钳时，首先必须嘱灌注师减流量，降低主动脉表面张力；其次，应避免剐蹭和钳夹左心房和脆弱的左心耳（图2-8-2）；另外，阻断时可用吸引器头主动将主动脉拨向阻断钳，也可进一步伸入胸腔镜，调整角度，明确阻断钳尖端越过主动脉、送达肺动脉干。

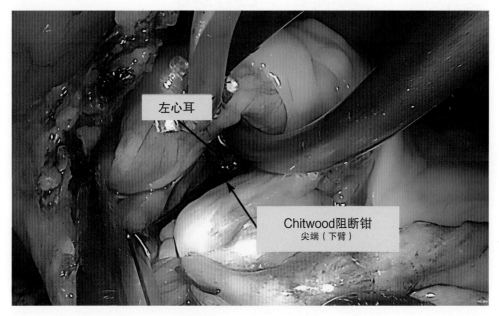

图2-8-2　注意避开左心耳

<!-- labels in image: 左心耳; Chitwood阻断钳 尖端（下臂） -->

第九节　心脏排气和复跳

　　建议全程使用二氧化碳充盈右胸腔，特别是体外循环下不停跳手术时。开放主动脉前，改头低位，停止左心吸引，在缝闭左心房切口前鼓肺排气；挤压或者摇晃心脏，促进主动脉根部排气，经灌注停搏液管主动抽吸后开放升主动脉，心脏复跳。术前在患者左腋前线或者腋中线第5肋间和右侧肩胛骨放置除颤仪板贴，若复跳后出现室颤，应进行胸外电击除颤。

本章视频

基本操作 – 1

基本操作 – 2

全胸腔镜二尖瓣置
换＋三尖瓣成形＋
房颤射频消融术

全胸腔镜心脏手术的麻醉

全胸腔镜心脏手术于20世纪90年代首次被应用于临床，经过约30年的发展，技术不断完善，应用范围也越来越广。全胸腔镜心脏手术麻醉技术根据外科手术团队的需求而设计，其在保护患者生命安全的同时也在不断优化与完善，并朝着实现加速康复的方向发展。与传统正中开胸手术相比，上腔静脉引流管理和双腔支气管插管基础上的呼吸管理是两种手术麻醉技术最显著的区别。此外，超快通道手术也是全胸腔镜心脏手术的特点之一。本章将主要介绍全胸腔镜心脏手术麻醉技术的内容，为临床提供参考。

第一节 麻醉方式

一、全胸腔镜心脏手术常规麻醉

（一）双腔支气管插管全身麻醉

1. 全胸腔镜心脏手术在胸腔内操作期间常需手术侧肺塌陷，所以多实施双腔支气管插管肺隔离，单肺通气管理。单肺通气期间常见脉搏血氧饱和度

（SpO_2）下降与循环血压下降并存，术中呼吸管理相对复杂。

2. 麻醉诱导及麻醉维持用药原则与正中开胸手术类似。诱导过程中应减少循环波动，镇静药可选择对循环影响较小的依托咪酯。麻醉维持根据手术进程、麻醉深度监测情况及术中情况等综合判断，调整用药。

3. 全胸腔镜心脏手术需要麻醉医生经颈内静脉穿刺放置上腔静脉引流管，其与中心静脉穿刺同期进行。

（二）其他麻醉方式

1. 封堵器下全身麻醉在全胸腔镜心脏手术中的应用报道较少，可能与其肺隔离操作相对复杂有关，并没有成为麻醉医生的首选方式。

2. 单腔气管插管全身麻醉在全胸腔镜心脏手术中主要应用于小儿手术，这是因为没有合适的小儿双腔支气管导管。其在成人中使用时，在胸腔内手术期间并不能实施肺隔离单肺通气，而是使用小潮气量快频率或高频通气的呼吸管理方法。

3. 在全身麻醉的基础上，也有联合应用区域麻醉技术的。其镇痛效果显著，可减少静脉镇痛药的使用。然而，区域麻醉技术在心脏手术中的应用仍存在顾虑，其可能存在局部潜在的出血风险，所以并未广泛开展。

（1）目前区域麻醉技术在全胸腔镜心脏手术中的应用多以局部浸润麻醉或肋间神经阻滞为主。

（2）胸段硬膜外阻滞多用于微创冠脉移植手术患者，其对缓解患者术后疼痛、改善肺功能等具有一定意义。

（3）前锯肌平面阻滞也有应用，其亦可缓解患者术后伤口疼痛，但相关报道较少，该方法在其他方面的获益有待研究。

二、超快通道手术的麻醉

（一）超快通道手术概述

超快通道手术是指患者手术结束后在手术间内即可完成麻醉复苏并拔除气管插管。全胸腔镜心脏手术切口创伤小、基础条件较好的患者可实施超快通道手术，能使术后恢复加快。超快通道手术麻醉技术的发展，使全胸腔镜心脏手术技术亦可朝着加速康复外科（enhanced recovery after surgery，ERAS）方向发展。

（二）麻醉管理要点

1. 麻醉用药：

（1）整体用药思路是在加强麻醉监测的基础上，做到短效药与少量长效药的联合应用。尽量以短效药为主，避免大量长效药的使用。需注意短时间内多种少量长效镇静、镇痛药的联合使用，可让患者复苏时间大大延长。联合用药会使综合镇静效应加强，尤其会影响年纪偏大的患者。

（2）麻醉诱导仍以舒芬太尼或芬太尼复合镇静药和肌松药进行。

（3）麻醉维持可以瑞芬太尼、丙泊酚和地氟烷等短效药为主。地氟烷具有起效及代谢更快等特点，用于麻醉维持可控性好，停药后患者苏醒快，且苏醒期躁动反应较轻。

2. 精确监测：超快通道手术需要更精确的监测。可结合麻醉意识深度、肌松监测、手术进程和药物代谢特点等调整用药，以减少药物蓄积，避免患者术后复苏时间延长。

3. 术后镇痛：较好的术后镇痛对早期拔管及患者呼吸功能恢复都很有意义。手术结束前实施肋间神经阻滞或切口局部浸润麻醉，镇痛效果好，可减少手术结束前静脉镇痛药的使用，有利于患者呼吸及意识的恢复。

第二节 　麻醉监测

与正中开胸手术相比，全胸腔镜心脏手术同样需要细致的监测。两类手术所需的监测项目大体相同，但因全胸腔镜心脏手术实施双腔支气管插管、单肺通气、超快通道手术麻醉等技术，使得两者的监测需求有所差异。

一、基本监测

1. 常规监测：包括心电图、SpO_2、有创动脉血压、中心静脉压、呼吸力学、呼气末二氧化碳分压、血气分析和ACT等。

2. 循环监测：对于血流动力学复杂的患者，监测有创动脉血压时可能需要上肢动脉与下肢动脉同时进行；监测肺动脉漂浮导管和连续心排血量有助于早期发现患者循环的异常。对于术前存在严重肺动脉高压、心功能较差的患者，术中放置漂浮导管对术中及术后ICU循环的管理都具有较大意义。

二、麻醉药相关监测

进行麻醉药的相关监测，有助于减少麻醉药物蓄积，对术中诊断或拟实施超快通道手术患者具有较好的参考价值。麻醉意识深度监测，常用脑电意识监测系统（Narcotrend）或双频指数（bispectral index，BIS）进行监测。使用肌松测定仪监测肌肉松弛程度。

三、脑氧供需平衡监测

全胸腔镜心脏手术单肺通气期间低氧血症发生率高，可造成大脑氧供受损。脑氧饱和度（rSO_2）监测仪采用近红外光谱技术，可连续监测大脑的氧供需平衡，已经在心脏手术中广泛使用。对于术前存在脑缺血、缺氧风险的患者，术中实施rSO_2监测，可快速识别低氧血症对患者脑氧供需的影响，利于及时处理以避免相关脑损伤。

四、呼吸道监测

双腔支气管插管常容易发生位置不良和气道损伤。分泌物增加、呼吸道出血等因素也都会对机械通气造成一定影响。实施可视双腔支气管插管的患者，可实时地监测部分下呼吸道，便于发现双腔管的位置不良、呼吸损伤等问题，并可及时处理。

五、经食管超声心动图检查

心脏手术强调对循环进行精准监测。经食管超声心动图（transesophageal echocardiography，TEE）是一种微创的检查方法，可直观地对心脏、大血管及循环异常做出快速诊断，指导救治。其具有诸多优点，在心脏手术中的应用逐渐普及。TEE引导股动、静脉插管是其在全胸腔镜心脏手术中应用的一大特点。

1. TEE不仅可发现心脏结构、心脏功能、血流情况、容量状态、大血管等异常，而且术前TEE检查可为外科医生制定手术方案提供参考，术中TEE检查可评价患者血流动力学情况，指导心腔内气体排出，评价手术效果等。

2. TEE可引导外周体外循环的股动、静脉插管。通过降主动脉切面观察确认导丝位于降主动脉内，然后置入股动脉插管，以减少动脉插管夹层的风险；通过双房切面可观察上腔静脉和下腔静脉引流管的置管深度，对术中引流效果不良做出鉴别诊断并调整（图3-2-1）。

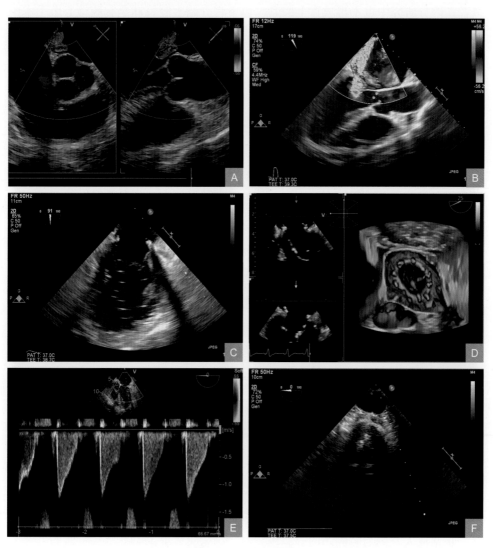

图3-2-1　TEE检查

A. 主动脉瓣；B. 二尖瓣反流；C. 心腔排气；D. 3D二尖瓣瓣膜形态及瓣周情况；

E. 频谱多普勒测量二尖瓣前向血流速度；F. 引导股动脉穿刺，导丝位于降主动脉。

第三节　上腔静脉引流

全胸腔镜心脏手术常需外周体外循环，常通过股动脉插管进行全身灌注，通过股静脉及颈内静脉插管进行静脉血引流。上腔静脉血引流的管理需麻醉医生与体外循环医生共同配合完成。但并非所有的全胸腔镜心脏手术都需要放置上腔静脉引流管（简称上腔管），除体外循环下的手术外，单独行不停跳三尖瓣手术的患者，部分研究中也不再放置上腔管。以下将介绍上腔管在全胸腔镜心脏手术中的穿刺方法及临床管理中的常见问题。

一、颈内静脉解剖

（一）解剖特点

1. 颈内静脉是颈部最粗大的静脉，上起自颅底颈静脉孔，向下与锁骨下静脉和无名静脉汇合，继续下行则与对侧的无名静脉汇合成上腔静脉，之后进入右心房。

2. 随着静脉走行，从远心端向近心端，颈内静脉内径逐渐增大。

3. 颈内静脉与颈内动脉、颈总动脉、迷走神经伴行，位于颈内动脉外侧。

4. 右侧颈内静脉到上腔静脉的走行较左侧笔直，术中穿刺置管常首选右侧。

5. 颈内静脉存在较多属支，因头颈部的静脉侧支吻合较多，结扎单侧颈内静脉一般不至于产生严重后果。

6. 部分患者存在一侧颈内静脉发育不良或缺如的现象，对穿刺置管造成困难。

（二）左、右颈内静脉的内径

正常人颈内静脉70%为右侧优势型，其内径的最大值和最小值均大于左侧。于环状软骨平面下，第2软骨环水平（颈内静脉中段）超声检查双侧颈内静脉内径，正常成人左侧与右侧颈内静脉内径对比结果见表3-3-1。

表 3-3-1　120 例不同年龄段受试者左、右两侧颈内静脉中段内径测量值

均数 ± 标准差/mm

	20~39岁	40~60岁	>60岁
左侧颈内静脉	8.88 ± 1.78	9.49 ± 2.00	13.03 ± 4.18
右侧颈内静脉	9.96 ± 1.93	11.48 ± 2.34	14.64 ± 3.85

（三）颈内静脉穿刺的影响因素

越粗的颈内静脉，越有利于穿刺。颈内静脉内径与年龄、身高、体重等有关，其充盈度受血容量、呼吸、体位、右心功能和胸腔内压等因素影响。

1. 随着年龄的增长，颈内静脉内径有逐渐增宽的趋势。

2. 机械通气影响颈内静脉内径的直接因素是胸腔内压力。吸气相胸腔内压力升高，上腔静脉受压致颈内静脉回流受阻而扩张；呼气相胸腔内压力降低，上腔静脉内压力降低，血液回流加快而使颈内静脉变细。

3. 体位通过重力作用影响血液回流，头低位时颈内静脉充盈扩张。

4. 右心功能不全、三尖瓣大量反流者，其颈内静脉较充盈。

二、穿刺方法

上腔静脉主要收集来自头颈部、上肢的静脉血，血流量约占心输出量的30%。

大部分患者实施单侧颈内静脉置管即可满足体外循环上腔静脉血引流需求。上腔管较粗，若穿刺不顺利可能造成严重的后果，建议在超声引导下进行穿刺。

（一）超声引导下穿刺

超声引导技术在颈内静脉穿刺置管中的应用越来越广泛，其可清晰观察颈内静脉、颈总动脉及其周围组织器官的解剖关系。首次穿刺成功率高，误穿动脉、气胸及血肿等并发症的发生率低。对存在解剖结构异常、血容量不足、肥胖、颈短等操作困难的患者更具优势。

（二）穿刺实施

上腔管穿刺与中心静脉穿刺同期进行，两条管道首选均置于右侧颈内静脉，但穿刺不顺利时上腔管也可置于左侧颈内静脉。穿刺过程分为穿刺准备、穿刺操作和缝合固定3方面。下面以右侧颈内静脉穿刺置管为例。

1. 穿刺用物。

（1）物品类别。

1）管道：上腔静脉引流管（常用股动脉管）1条、10 mm×1500 mm管道1条、中心静脉导管1条。

2）穿刺物品：穿刺针1个、导丝1条、尖刀1把、5 mL和50 mL注射器各1个、扩张器1条（与上腔静脉引流管同型号或大一型号）、三通1个、夹管钳1把、治疗碗1个、肝素盐水100 mL（含50 mg肝素）、纱布、消毒液。

3）缝合固定物品：持针器1把、缝针1个、缝线、剪刀1把、小弯2把、镊子1把、钩线器1个、尿管2条、贴膜1张（图3-3-1）。

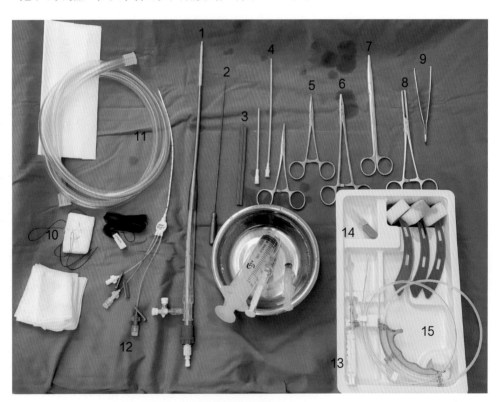

图3-3-1　部分物品

1. 上腔静脉引流管（股动脉管）；2. 钩线器；3. 尿管；4. 扩张器；5. 小弯；
6. 持针器；7. 剪刀；8. 夹管钳；9. 镊子；10. 缝针和缝线；11. 10 mm×1500 mm
管道；12. 中心静脉导管；13. 穿刺针；14. 尖刀；15. 导丝。

（2）上腔管型号的选择。

1）上腔管型号的选择较为关键，既要满足引流需求又要减少并发症的发生。

2）正中开胸手术中上腔管一般为20～24 Fr，其插管部位在上腔静脉与右心房连接处，由于管径较大，单靠重力多可满足上腔静脉血引流需求。而经皮颈内静脉插管时，由于颈内静脉的内径较小，所以常选择管径相对较小的上腔管以减小损伤及方便放置。

3）一般以体重为参考：<60 kg，选16 Fr；60～80 kg，选18 Fr；>80 kg，选20 Fr。

4）由于上腔管型号较小，单靠重力并不能充分引流静脉血，因此常需加用真空辅助静脉引流（vacuum-assisted venous drainage，VAVD）技术。

2. 穿刺过程。

（1）穿刺准备。

1）穿刺前先静脉给予30 mg肝素。

2）组装好穿刺物品，并按顺序摆放好用品，用肝素盐水润滑上腔管，准备好超声机等。

3）患者体位准备：常选择头低足高约30°，头向左侧倾斜约30°。

4）消毒铺巾后超声检查：先使用高频超声探头检查颈内静脉走行，可对穿刺点进行标记或直接在超声引导下穿刺。

5）穿刺部位选择：上腔管常置于中心静脉管的下方，两者间距约1 cm即可，进针位置约在环状软骨水平。

（2）穿刺操作。

1）首先通过穿刺针置入导丝，操作基本与中心静脉穿刺相同（图3-3-2 A、B）。

2）置入导丝后，采用顺序扩张的方法开放置管通道。可用中心静脉扩张器、上腔管管芯和大号扩张器顺序扩张，但多数情况下只需中心静脉扩张器和大号扩张器两步操作即可。首先采用中心静脉扩张器扩开通道，然后接入大号扩张器再次扩开，扩开前可用尖刀沿着导丝方向切开皮肤及浅筋膜，应注意尖刀的深度及方向，避免切到颈外静脉或更深层的动脉。扩开皮肤遇到阻力时，可适当扩大切口或旋转扩张器使其进入（图3-3-2 C）。

3）扩张好置管通道后，即可接着置入上腔管（图3-3-2 D）。把上腔管套在导丝上，当导丝从上腔管后端冒出时，可用左手固定导丝与上腔管末端，右手将

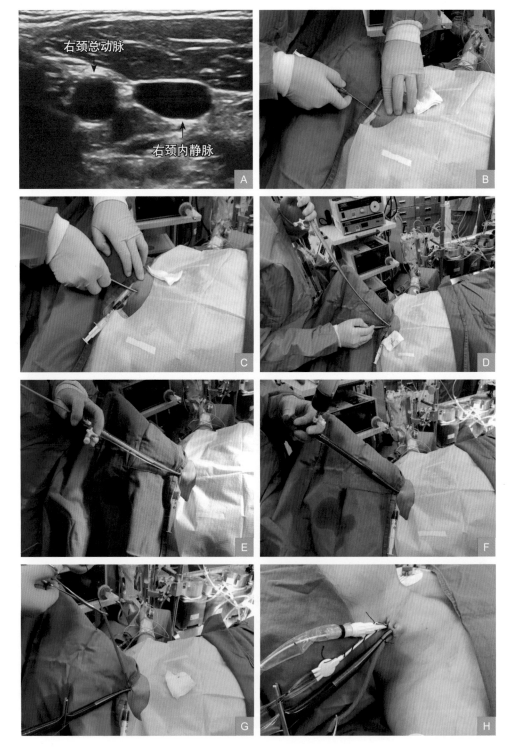

图3-3-2　上腔静脉引流管穿刺过程

A. 超声下右侧颈内静脉影像；B. 穿刺颈内静脉；C. 中心静脉扩张器开放置管
通道；D. 切开皮肤及皮下筋膜，置入上腔管；E. 提高上腔管末端后拔出管芯；
F. 肝素盐水冲洗上腔管；G. 夹管钳夹闭上腔管，荷包缝合，尿管加压收紧固定；
H. 放置心内膜临时起搏导线、中心静脉导管、上腔管。

两者一起向前推送，当上腔管通过皮肤约10cm后，可一边置入上腔管一边退出管芯与导丝，导丝与管芯需同时向后拔出（图3-3-2 E）。置管深度一般为皮肤穿刺点到胸骨角的距离，术中应根据引流效果、超声检查或术野情况调整深度。

4）上腔管置入颈内静脉后，需通过上腔管侧方连接的三通注射肝素盐水冲刷管道，然后用夹管钳在上腔管后端将管腔夹闭，之后即可缝合固定（图3-3-2 F、G）。

（3）缝合固定。

1）缝合固定采用荷包缝合方法。三角针缝线首先在上腔管下方皮肤穿过，缝线穿出皮肤后再在上腔管上方穿过皮肤，形成一个对上腔管包绕的荷包。然后缝线不打结或打一个活结，缝线联合胶管加压收紧固定，通过钩线器与小弯联合完成，最后需将尿管与上腔管捆绑到一起（图3-3-2 G、H）。

2）管道连接与贴膜固定。缝合好后将10mm×1500mm管连接到上腔管末端，之后将10mm×1500mm管的另一端连接于膜肺的储血罐。贴膜不只是为了遮挡，其首要作用应是辅助固定上腔管，避免管道脱出颈内静脉。因上腔管采用的是荷包缝合，较容易向后脱出。贴膜不仅要贴合皮肤，其另一端要牢牢地黏附在上腔管上。

3）贴膜完成后，清理穿刺用品并帮助患者恢复平卧体位。

三、引流管理

良好的静脉引流是顺利开展手术的基础，而上腔管引流通畅关乎患者大脑安全。体外循环后上腔静脉血引流不足，引起静脉压异常升高时，可导致患者脑水肿及缺氧损害。

（一）确认上腔管位置

1. 确认上腔管位置是上腔静脉插管的重要步骤，良好的引流管位置是保证通畅引流的关键。

2. 上腔管远端较好的位置应该在上腔静脉内，因为上腔静脉较无名静脉粗，上腔管孔不容易贴壁。

3. 进行体外循环前可通过TEE双房切面观察上腔管尖端所处位置（图3-3-3），避免置入过深进入右心房，导致上腔静脉阻断不全。若TEE下找不到上腔管尖端位置，可怀疑其可能置入过浅、脱出颈内静脉、没有置入颈内静脉或进入右锁骨下静脉等。

（二）调整上腔管深度

松开胶管，可向后或向前调整置管深度，然后收紧荷包，固定贴膜。

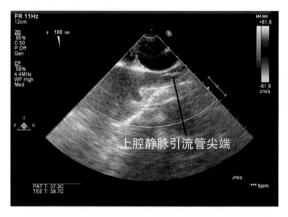

图3-3-3　上腔静脉引流管定位
TEE双房切面下可见上腔管末端位于上腔静脉内

（三）上腔管的松夹操作

体外循环开始前需松开上腔管后端的夹管钳，把血引流到膜肺储血罐。松夹操作需与体外循环医生密切配合，避免气体逆流入患者体内。松夹前需对体外循环管路加VAVD，开启负压后麻醉医生右手抬高上腔管末端并高于患者头部。松开夹管钳后使血液充满管道，而气体往上腔管上方顺序排入膜肺储血罐。

（四）拔除上腔管

拔除上腔管也是需要关注的步骤。应设计上腔管拔除包。拔管物品包括剪刀、皮钳、治疗杯、纱布和消毒液（图3-3-4）。

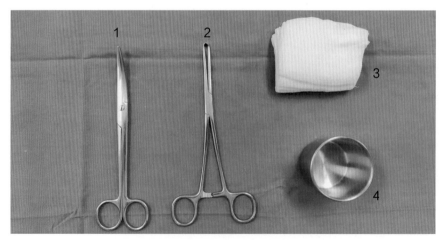

图3-3-4　拔除上腔静脉引流管所需物品
1.剪刀；2.皮钳；3.纱布；4.盛有消毒液的治疗杯。

拔管步骤如下：

（1）拔管前撕开贴膜，之后剪开捆绑尿管的慕丝线。

（2）做好消毒后，松开收紧的尿管。

（3）拔除上腔管前，体外循环医生同样需要加VAVD。

（4）拔除上腔管后，体外循环医生对血液进行回收。

（5）麻醉医生对之前缝合的荷包进行打结。

（6）打结完成后可对缝合口适当按压10min，以减轻局部血肿。

四、常见问题和处理

（一）穿刺常见问题和处理

理论上上腔管穿刺置管的相关并发症与中心静脉穿刺置管类似，包括局部血肿、心律失常、气胸、空气栓塞、血栓形成等。但由于上腔管管径较大，一旦操作失误可能引起较严重的后果。局部血肿可能因肝素化变得更加严重，影响脑部供血与静脉回流，引起脑缺氧损伤。穿刺过程中常见的问题包括导丝置入不顺、上腔管置入不顺、血肿形成。

1. 导丝置入不顺。其多发生在穿刺困难的患者中，包括颈内静脉解剖异常、血容量不足、肥胖、颈短、穿刺体位不良等情况，在多次穿刺不成功之后，局部形成的血肿可对静脉造成压迫，进一步增加穿刺难度。因此，建议在超声引导下穿刺放置导丝。

2. 上腔管置入不顺。其常与皮肤或浅筋膜没有扩张好有关。上腔管前端较软，插管过程中其方向可因前端阻力而发生变化，出现上腔管前端始终在皮下组织打转而未进入颈内静脉的现象。所以建议使用阶梯式的通道扩张方法，较硬的扩张器沿着导丝逐层扩开，使置管更加顺利，穿刺过程中血肿形成更少。

3. 血肿形成。其多为穿刺困难导致损伤的结果，其中误穿到动脉是引起严重血肿的主要原因。不慎将上腔管放入颈总动脉内，可能导致严重后果。所以，置管前需要准确判断其是否为静脉。

（二）引流常见问题和处理

上腔静脉血引流不良在术中较常见，引流不良的判断主要依据中心静脉压及临床观察，常见中心静脉压升高、上腔管内持续的气体引流或上腔管内血流缓慢等表现，且常需综合判断。常用的预防与处理方法：穿刺时选择带侧孔的上腔管、术中调整上腔管深度、调节合适的负压大小、调整体位和调节合适的颈部位置等。

1. 中心静脉压升高。

（1）可能是上腔管置入过浅或过深，引流孔被堵塞，从而引起静脉血回流不畅。

（2）中心静脉压也常存在假性升高的情况，需要鉴别诊断。①体位的变化引起压力换能器的高度改变，当体位左右转动时，换能器较原水平位置下降可使中心静脉压的数值假性升高。②中心静脉导管贴壁导致的测量不准确，常发生在中心静脉导管置入左侧颈内静脉时。③头部位置的过度旋转也是中心静脉导管容易贴壁的原因。可通过观察眼睑颜色、颈部血管充盈程度或浅表超声颈内静脉检查鉴别中心静脉压的升高情况。

2. 上腔管内持续的气体引流。

（1）常发生在上腔静脉阻断不全，心房内的气体在负压的吸引下回流入膜肺储血罐。

（2）上腔管部分脱出、上腔管侧孔外露、上腔管被针刺穿孔等情况都可导致其在增加负压时引流出气体。

（3）上腔管内血流缓慢时，也会有少量的气体出现，可能来自膜肺储血罐气体逆流。

3. 上腔管内血流缓慢。

（1）可能与体位、上腔管较细、负压异常或引流孔贴壁等有关，血流缓慢在上腔静脉阻断或不阻断时都可发生。

（2）不阻断时，常因头位偏高，血流大部分流入下腔静脉而通过股静脉导管引流到膜肺储血罐，使经过上腔管的血液减少。适当降低头部位置有利于颈部血管充盈，使经上腔管引流的血量增加。

（3）颈部位置的旋转可能也会影响颈内静脉血回流速度及使引流管孔贴壁。

（4）阻断后常因负压不足、负压过大或上腔管孔贴壁导致引流不良。负压过小时，引流动力不足；负压过大时，可引起多数上腔管侧孔贴壁堵塞，常伴随上腔管抖动。

第四节 单肺通气

全胸腔镜心脏手术切口位于右侧胸壁，所以术中需要右肺塌陷以暴露手术视野，而单肺通气是全胸腔镜心脏手术术中呼吸管理的主要特点。使右肺塌陷有多种方法，包括双腔支气管插管单肺通气、封堵器隔离单肺通气、单腔气管插管高频喷射通气、单腔气管插管小潮气量通气等，其中最常用的仍是在双腔支气管插管基础上的单肺通气呼吸管理方式。

一、双腔支气管插管

（一）双腔支气管导管的特点

1. 双腔支气管导管是一种具有左右两条并列管腔的气管导管，两个管腔之间相互独立（图3-4-1 A）。

2. 手术首选左侧型双腔支气管插管，其远端需要置入左主支气管才能进行肺隔离，所以其左侧管腔较右侧长，且前端有转弯设计。

3. 双腔支气管导管具有两个球囊，气管球囊位于主气管，支气管球囊位于左支气管。支气管球囊充气后可实现左肺密闭通气，其密闭通气是右肺良好塌陷的基础。

4. 双腔支气管导管较单腔气管导管明显具有较粗、管道较硬等特点。

（二）双腔支气管导管的选择

1. 双腔支气管导管型号常根据患者体重或身高等参数进行选择，一般我国男性选用35～39 Fr，女性选用35～37 Fr。

2. 术前存在呼吸道解剖异常的患者，应参考影像学结果判断是否有合适的双腔支气管导管。

（三）双腔支气管插管操作

1. 插管过程分为两个步骤，首先是插入支气管内，其次是精准定位。

2. 双腔支气管插管方式与单腔气管插管类似，但相对困难。

（1）喉镜暴露声门后，顺着视野将导管通过口腔送入气管。因前端的转弯设计，常需旋转一定角度后才能顺利通过声门。

（2）导管通过声门后恢复旋转角度，使其前端顺势插入左支气管内。

（3）插管深度的确定：身高170 cm，插管深度29 cm，身高增减10 cm，插管深度相应增减1 cm，但最合适的插管深度应该通过听诊或纤维支气管镜定位确定。

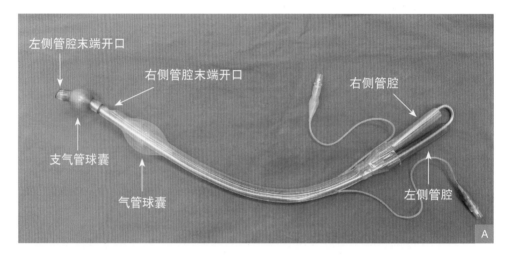

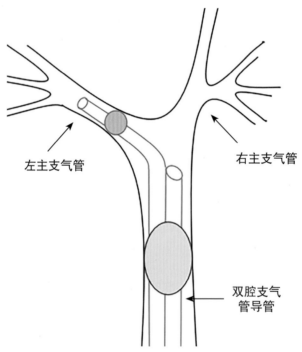

图3-4-1 双腔支气管插管

A.左侧型双腔支气管导管；B.肺隔离示意图。

（四）双腔支气管插管定位

1. 精准定位是良好肺隔离的基础。当有良好的肺隔离时，左、右肺之间相互独立，左肺通气良好，右肺完全塌陷（图3-4-1 B）。

2. 使用纤维支气管镜引导定位是双腔支气管插管精准定位较好的方法，其准确性明显较听诊法高，支气管球囊常置于左支气管开口以下约0.5 cm处。

3. 可视双腔支气管导管前端自带摄像头，常无须使用纤维支气管镜，定位更方便。

二、单肺通气

（一）单肺通气的实施

1. 单肺通气期间机体的气体交换完全由左肺完成。

2. 单左肺通气前需要调整呼吸参数，然后夹闭右侧管腔末端，再断开其前端使右肺塌陷。

3. 单肺通气期间采用保护性肺通气策略，低潮气量（4～6 mL/kg）、快频率通气（14～18次/min），联合小剂量呼气末正压通气（5 mmH$_2$O）*。

（二）单肺通气过程

1. 单肺通气只在胸腔内手术期间使用，其他时间仍进行双肺通气管理。

2. 因体外循环期间常不需要通气，故单肺通气过程可分为体外循环前与体外循环后两个时段。

3. 体外循环前胸壁手术时即可开始实施单肺通气，在体外循环全流量后可暂停通气，机体完全由膜肺氧合供应。

4. 体外循环开放后，根据心脏跳动情况可恢复单肺通气，直至缝合胸壁切口。

（三）单肺通气的影响

1. 单肺通气期间，左、右肺的病理生理改变，右肺完全塌陷，左肺存在局限性肺不张等改变，导致肺通气血流比值失调，进而影响肺的通气与氧合功能。

2. 低氧血症在单肺通气期间较常见，可造成患者重要器官缺氧损伤。

---

*　1 mmH$_2$O×9.807=1 Pa

3. 全胸腔镜心脏手术后右侧肺水肿的发生率较高，其发病机制仍未明确，部分研究者认为其机制与复张性肺水肿类似。

三、常见问题和处理

（一）肺隔离效果差

1. 肺隔离效果差主要指单肺通气后，术侧肺不能完全萎陷或萎陷缓慢，影响手术操作。

2. 肺隔离效果与多种因素相关，包括患者呼吸道解剖异常、肺部慢性疾病、双腔支气管插管位置不良、气囊破裂等。

3. 肺隔离效果差的处理：位置不良时可采用纤维支气管镜重新定位；肺萎陷缓慢可适当使用负压吸引加速其萎陷；气囊破裂则可能需要更换导管或改变手术策略。

（二）通气压力高

1. 通气压力高的原因。

（1）单左肺通气需要完成机体全部气体交换功能，分钟通气量不变的情况下，单肺气道通气阻力相应升高，所以通气压力也随之升高。

（2）双腔支气管导管单侧管腔内径较小，临床常用35Fr和37Fr导管，其单侧管腔内径分别相当于单腔气管插管的5.0Fr和5.5Fr，所以通气阻力较大。

（3）双腔支气管导管容易发生移位，且其对呼吸道的刺激分泌物增加，这些因素都导致通气阻力升高，进而引起通气压力升高。

（4）单肺通气、肺塌陷后再复胀、肺缺血再灌注、体外循环等因素导致肺损伤水肿，肺顺应性下降，通气压力升高。与体外循环前单肺通气相比，体外循环后通气压力可进一步升高。

2. 通气压力高的影响。

（1）高压力通气是肺损伤的主要机制之一。高压力通气使肺泡过度扩张，肺泡壁破裂，白细胞渗出释放炎症因子，局部发生炎症反应。

（2）肺保护性通气策略建议控制呼吸道压小于25cmH$_2$O，适当增加PEEP。所以，术中通气压力异常升高时，可通过以下措施处理：调整呼吸参数，适当降低潮气量，纠正双腔支气管插管位置不良，清除分泌物等。

（三）呼吸道损伤

呼吸道损伤在双腔支气管插管中较为常见，其与双腔支气管导管插管较为困难、双腔管的特殊设计、需要准确定位等有关。

1. 上呼吸道损伤。

（1）双腔支气管插管常较单腔气管插管困难，常对声门、会厌及咽喉部软组织造成机械性损伤。

（2）上呼吸道损伤，术后早期常表现为声音嘶哑、咽喉不适。

（3）勺状关节脱位是上呼吸道损伤的严重类型，复位不成功者可能造成患者持续性的声音嘶哑。

2. 下呼吸道损伤。

（1）下呼吸道损伤常发生在支气管分叉处，呼吸道黏膜充血较为常见，严重者发生气道出血，造成通气阻力增加。支气管破裂是双腔支气管插管最为严重的并发症，会使患者术后死亡率极大增加。

（2）双腔支气管插管容易发生移位，而肺隔离对双腔支气管插管的精准定位要求较高，所以术中常需要多次定位，而反复定位常增加双腔支气管插管与呼吸道之间的摩擦，使下呼吸道机械损伤加重。

3. 改善呼吸道损伤。

（1）术前访视应关注患者是否存在呼吸道解剖异常。

（2）术中插管需要轻柔操作，对于下呼吸道可能存在狭窄的患者，应避免暴力操作，或改用其他呼吸管理方式。

（3）在纤维支气管镜引导下定位双腔管，可缩短定位时间，精准定位，对减轻气道损伤具有一定意义。

（四）低氧血症

1. 低氧血症的发病特点。

（1）全胸腔镜心脏手术单肺通气期间，几乎50%以上的患者发生低氧血症（$SpO_2 < 90\%$）。

（2）全胸腔镜心脏手术单肺通气期间SpO_2下降迅速，尤其是在体外循环后的单肺通气阶段。

2. 低氧血症的影响。

（1）低氧血症引起重要器官缺氧损伤，尤其是对于术前存在脑部疾病、冠状动脉狭窄缺血等的患者，可造成患者预后不良。

（2）严重低氧血症引起脑氧供应下降，脑氧供需失衡，增加术后神经认知功能障碍的发生率。

（3）低氧血症导致的心肌供血不足，可导致心律失常及心肌收缩力下降，进而诱发不良的心血管事件。

3. 导致低氧血症的危险因素。

（1）双腔支气管导管位置不良、气道内分泌物等可导致肺通气功能障碍，引起低氧血症。

（2）单肺通气期间，通气侧肺不张、非通气侧肺塌陷引起肺内通气血流比例失衡，肺氧气交换功能下降。此外，麻醉药、血管活性药等都可能对肺血管张力产生影响，缺氧性肺血管收缩反应受到抑制后低氧血症的表现会更为明显。

（3）单肺通气、肺塌陷后再复胀、肺缺血再灌注、体外循环等过程可引起肺部炎症和氧化应激损伤，引起肺血管通透性增强、间质性肺水肿、肺不张等改变，导致肺氧气交换功能下降。

4. 改善低氧血症。

（1）SpO_2的危险阈值仍未明确，短时间内将SpO_2控制在85%～90%，可能并未对患者预后造成明显影响。但建议高危患者应该将SpO_2控制在95%～100%。

（2）联合rSO_2监测对判断SpO_2下降对脑氧供需平衡的影响具有一定意义。rSO_2下降大于其基础值的20%～30%或低于绝对值50是术后神经认知功能异常的危险阈值。建议术中rSO_2下降大于其基础值的20%或低于绝对值60时，应着手处理。

（3）提高吸入氧浓度及调整呼吸参数是常用的纠正方法，但是临床实践结果显示其改善SpO_2下降的作用有限，低氧血症发生率仍较高，且长时间$FiO_2 > 80\%$的高浓度吸氧可能加重肺氧化应激损伤。

（4）存在双腔支气管移位的患者，可经纤维支气管镜快速定位纠正。有分泌物堵塞时可吸引处理，解除呼吸道梗阻。

（5）向塌陷侧肺持续吹入一定流量的氧气支持，在改善胸科手术单肺通气低氧血症中获得一定的效果。

（6）单肺通气中严重或发生迅速的低氧血症，推荐及时改用双肺通气来改善。小潮气量快频率双肺通气可获得较好的肺氧合效果，但也应注意其通气时间较长可能造成$PaCO_2$升高。

全胸腔镜心脏手术的体外循环

第一节　体外循环机器配置和耗材准备

一、体外循环机器配置

体外循环机器配置（图4-1-1）主要包括体外循环机、真空辅助静脉引流（VAVD）装置或负压吸引器。

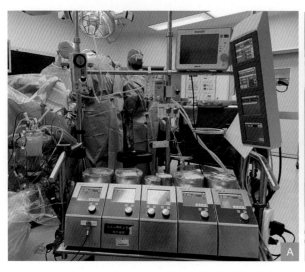
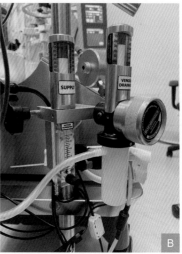

图4-1-1　体外循环机器配置

A. 体外循环机；B. 真空辅助静脉引流装置。

VAVD装置的操作方法：装机时尽量将膜肺降至相对较低位置，负压引流管采用1/4的"Y"形管，"Y"形管分别与大气端、储血罐和手术室负压源相接。开始转流前，将负压调节器的负压值调至-40 mmHg，"Y"形管接大气端开放。开始转流后，先按常规重力方法引流，当静脉引流量被静脉插管口径和重力引流条件限定达到最大后，为了增加静脉引流量，可夹闭"Y"形管接大气端，开启VAVD，但压力最大不超过60 mmHg。若术中引流效果不好，首先检查静脉引流管道有无受压、打折和位置变动，再次检查中心静脉压（central venous pressure，CVP）和平均动脉压（mean arterial pressure，MAP），确定静脉引流管道无误和容量满意后，再加大引流负压，但压力最大也不能超过40 mmHg，尽量使用最低的负压达到足够的静脉引流量。快要停止体外循环时，先逐渐降低负压值水平，减少静脉引流量，同时降低动脉灌注流量，逐渐增加患者的心脏容量负荷。当用静脉插管本身的重力引流条件达到支持动脉灌注流量时，打开"Y"形管接大气端，停止VAVD。

二、耗材准备

（一）氧合器

具有减压阀的膜式氧合器包括TERUMO FX15RW40、INSPIRE 6F、FUSION等。不同的氧合器所对应的静态预充量、最小储血器容量、最大流量和适用范围略有不同（表4-1-1）。

表 4-1-1　常见氧合器规格

膜肺名称	静态预充量/mL	最小储血器容量/mL	最大流量/（L·min⁻¹）	适用范围/kg
TERUMO FX15RW40	144	200	5.0	45～60
INSPIRE 6F	184	150	6.0	45～70
KEWEI	260	200	6.0	50～70
WEGO 7000	270	300	7.0	>50
FUSION	260	200	7.0	>50

（二）管道包

常用管道包包括腔镜或大A管道包（表4-1-2）。

表 4-1-2　管道包

名称	泵管/英寸*	静脉管路/英寸	动脉管路/英寸	右心吸引/英寸	左心吸引/英寸	适用范围/kg
腔镜	1/2	3/8	3/8	1/4	1/4	≤65
大A	1/2	1/2	3/8	1/4	1/4	≥65

注：1英寸=2.54 cm。

（三）停搏液装置

停搏液装置包括米道斯双泵灌注装置、HTK或威高del Nido灌注装置。

（四）停搏液

停搏液主要分为4：1含血停搏液、HTK液或1：4 del Nido停搏液。

1. 4：1含血停搏液。

（1）这种停搏液于术中配置，由患者血液、晶体液混合制成，两者比例为4：1。而根据钾离子浓度的差异，可分为高钾、低钾含血灌注液。其中，首次灌注采用高钾液体，灌注量为20 mg/kg；再次灌注采用低钾液体，灌注量为首次剂量的一半。由于每30 min需灌注一次，含血停搏液适用于预估阻断时间较短的患者。

（2）使用方法：将配置好的晶体液成分连接灌注系统，设置灌注双泵4：1的关系，从膜肺中引出4份血液与1份晶体液成分混合，同时开启水箱，将水温设置为2℃。阻断主动脉后，通过主动脉根部或冠状动脉开口顺行灌注，也可以经冠状窦口逆行灌注或顺灌、逆灌结合。

采用主动脉根部灌注时，暂时升高灌注压力到180～200 mmHg，使主动脉瓣关闭，随后调节灌注流量，维持灌注压力在180 mmHg，每隔30 min补充灌注一次。

经冠状动脉开口直接灌注时，灌注压力维持在80~100 mmHg；首次剂量及补充灌注剂量如前所述，左、右冠状动脉灌注量的比值为2：1。需注意的是，当采用桥血管补充灌注时，应降低灌注压力至80 mmHg以下。

经冠状窦口的逆行灌注，多在再次灌注时使用。将逆行灌注管放入冠状静脉窦口，用低钾晶体液混合血液后灌注，维持灌注压力在25～50 mmHg。

如有持续1 min的心电活动，建议寻找原因并再次灌注，剂量10 mL/kg。

2. HTK液。

（1）HTK液适合长时间阻断的患者或心脏移植供心保护，一般阻断时间在3h以内。

（2）使用方法：将HTK液连接灌注系统，水箱内水温设为2℃。阻断主动脉后，采用主动脉根部灌注或冠状动脉开口顺行灌注，一般不推荐逆行灌注。首次与再次灌注剂量、左右冠状动脉灌注量的分配、灌注压力同4∶1含血停搏液。如阻断时间超过3h，或有持续1min的心电活动，需再次灌注，剂量为10mL/kg。

3. del Nido液（血液∶晶体液＝1∶4）。

（1）del Nido液适用于成年患者的心脏外科手术。

（2）使用方法：这种停搏液也是于术中配置，由患者血液、晶体液混合制成，比例为1∶4，水箱内水温设置为2℃。阻断主动脉后，可经主动脉根部或冠状动脉开口顺行灌注，也可经冠状窦口逆行灌注。

有别于4∶1含血停搏液及HTK液，del Nido液的首次灌注剂量为2 000 mL。左右冠状动脉灌注量的分配、灌注压力同4∶1含血停搏液。首次灌注完成后每过90min，或有持续1min的心电活动，应补充灌注1 000 mL。

（五）插管

插管最常见部位是股动脉、股静脉以及经颈部穿刺上腔静脉，应根据患者血管管径、身体质量指数选择合适的插管型号。

（六）其他

其他耗材包括灌注针、左心吸引管、二氧化碳吹气管、空气过滤器等（图4-1-2）。

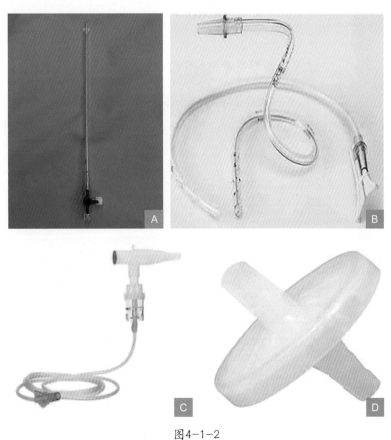

图4-1-2

A. 灌注针；B. 左心吸引管；C. 二氧化碳吹气管；D. 空气过滤器

第二节 体外循环流程

一、准备工作

1. 准备体外循环记录单（图4-2-1），按时间顺序记录具体事件。连接管路，提前穿刺深静脉及上腔静脉插管。

2. 左侧卧位，消毒铺巾，开始体外循环管路预充和排气。

3. 为排除管道内气体、保护膜肺、降低气体栓塞发生率，需在体外循环（cardiopulmonary bypass，CPB）建立前用晶体液进行预充。

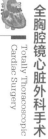

广东省医学科学院 **广东省人民醫院**
GUANGDONG ACADEMY OF MEDICAL SCIENCES　　GUANGDONG PROVINCIAL PEOPLE'S HOSPITAL

广东省心血管病研究所体外循环记录单

手术时间: ___年___月___日 性别: ___ 姓名: ___ 住院号: ___ 年龄: ___ 体重: ___ 身高: ___

诊断: _____ 体外循环方式: _____

手术: _____

体外耗材: _____

液体/药品名称	预充	循环中	总量	液体/药品名称	预充	循环中	总量

时间	时长/min	气流量/$(FiO_2 \cdot SR^{-1})$	灌注流量	动脉压	静脉压	T_N	T_R	HCT	SvO_2	K^+	Lac	rSO_2	操作及处理 体内肝素_____mg

ACT(sec) 肝素化前_____ 肝素化后_____

停搏液类型: ①血灌 □ ②晶体 □ ③HTK □ ④ del Nido □ 灌注量: _____mL　灌注方式: ①顺灌 □ ②逆灌 □ ③顺逆结合 □

心脏复跳: ①自动 □ ②电击 □ ___次 体外残血量: _____mL 余血量: _____mL 回收机处理血量: _____mL

回收血量: ___mL 循环中尿量: ___mL 超滤量: ___mL 血液分离: 红细胞: ___mL 富含血小板血浆: ___mL 贫血小板血浆: ___mL

体外循环时间: _____min 阻断时间: _____min DHCA时间: _____min

备注: 冲管使用 PLA □ /NS □ _____mL 术后有 □ /无 □ 使用回收机

_____

灌注医师: _____　护师: _____

图4-2-1　体外循环记录单

4. 股动、静脉插管：切皮游离股动、静脉的同时，麻醉医生经颈静脉按3 mg/kg予肝素。根据CT结果及直视下股动、静脉粗细，选择合适的插管型号。根据ACT结果及患者血压提醒手术医生行动脉插管（ACT＞300 s可以插管，正常转机ACT≥480 s，插管时平均动脉压应控制在80 mmHg左右）。同时，打开灌吸泵，调整速率至0.5～0.8 L/min。插好股动脉插管后开始剪管，剪管前需确定台上管路中是否有气泡，当确定无气泡后停主泵，钳夹氧合器静脉端管。剪管后打开主泵保护盖，根据动脉端管路内水柱下降速度手动调节泵管的松紧度（管道水平面位置高于主泵约1 m处，水柱下降速度为1～2 cm/min；或者将泵压调至200 mmHg左右，30 s下降不超过20 mmHg）。连接氧合器动脉端管路和股动脉插管，测试泵压。血压偏低者泵入部分液体，随后插好股静脉插管，血压偏低时提醒医生尽早开机。

二、开机

手术医生通知开机时，开始记录体外循环时间，打开气源（血气比1∶1～2∶1，氧浓度50%～70%），同时缓慢打开主泵和松开上腔静脉管道，根据氧合器液面情况和血压情况调整主泵转速和负压大小（泵流量设置为每千克体重60～80 mL；根据引流量决定是否钳夹负压端开负压，控制面板负压压力在20～30 mmHg），打开变温机对氧合器和灌注系统进行降温（将灌注系统降至2℃准备灌注，对患者核心温度以0.7～1.5℃/min的速度进行降温最为理想，准备进行阻断时才对患者降温至35℃以下）。体外循环期间温度维持在31～32℃。成人手术血压维持在50～80 mmHg。体外循环期间密切监测泵压变化：200 mmHg以下为安全，200～250 mmHg应高度警惕，超过250 mmHg应及时提醒手术医生是否有动脉管路异常。

三、阻断主动脉

1. 转机后根据患者血压情况调节流量；当灌注系统同氧合器储血罐的循环管路混血后停血泵，钳夹灌注系统同氧合器的循环管路，松开灌注管的卡扣，往台上排少量灌注液进行灌注系统接口处排气，灌注量为需要灌注的液体总量。

2. 医生通知灌注排气时，快速往台上排灌注液（0.3 L/min左右），停止灌注后操作控制面板，点开灌注液自动计量按钮，等待手术医生发出进一步指令。

3. 当鼻咽温度降至34℃时提醒医生温度已达到手术要求范围，开左心引流泵，将流量调至0.2L/min左右。

4. 手术医生提醒灌注师阻断上、下腔静脉时注意观察氧合器引流情况是否正常，并回复手术医生静脉阻断后引流状况。

5. 手术医生下达减流量或阻断指令时，减主泵流量（成人减至1L/min），阻断完成后逐渐加回流量（成人手术为60~80mL/kg，血压偏低者适当加量）。

四、灌注

无中度以上主动脉瓣反流患者可在阻断后立即进行灌注，主动脉瓣中度以上反流患者应切开主动脉后行左、右灌注。

1. 成人手术顺行灌注时，先把流量逐渐增加，观察泵压是否异常增高，无异常时快速加至0.32L/min左右，观察灌注压达250mmHg左右时，逐渐降低灌注泵流量使泵压维持在200mmHg左右。成人手术逆行灌注时，泵压维持在25~50mmHg。灌注结束后提醒医生灌注结束，同时夹闭高灌通路，打开低灌通路，操作控制面板将灌注剂量调整为正常量。

2. 阻断3~5min后做ACT和血气分析，根据结果进行处理。体外循环时要求ACT≥480s。根据血气分析结果补钾、碳酸氢钠。术中根据患者血压情况调整主泵流量或者使用药物。

3. 根据手术及患者膀胱温调整降温机，把患者核心温度控制在30~32℃。选择4∶1含血灌注液，阻断30min时提醒手术医生灌注时间，提前对灌注系统进行降温备用，由手术医生评估是否进行再次灌注。再次灌注后6~8min根据情况再复查血气或ACT。

4. 常规术中30min复查血气，60min复查ACT。术中应根据患者手术情况调整流量，当体温达到目标值（常规30℃）后，根据血压情况适当调小流量。

5. 术中HCT（红细胞压积）过低、血钾过高、液体量过多者可随时常规超滤。

五、复温

手术医生下达复温指令或预计手术进入最后关键操作收尾阶段时，把氧浓度加至70%，根据血气情况调整氧流量。常规根据患者体温逐渐进行复温，常规35～38℃，最高水温不超过42℃，复温速度控制在0.2～0.5℃/min，水温同患者体温梯度差不超过8℃。

六、根部排气

（1）倒抽排气：钳夹氧合器通向灌注系统的旁路，放开储血罐和灌注系统通路。开放前以0.05～0.1 L/min的速度缓慢抽气，开放以后根部回抽速度为0.4 L/min，左心回抽速度为0.2～3 L/min。

（2）主动排气：在灌注针上的三通接头或分叉灌注旁路接第三吸引。

七、开放主动脉

医生下达"减流量"指令时把主泵流量减至1 L/min以下，当手术医生松开阻断钳下达"开放"指令后把主泵流量加回，记录阻断时间。根据患者血压及心脏复跳情况，适当加大主泵流量，提高患者血压（控制在100 mmHg以下），将变温机调至38℃进行升温。开放主动脉5 min后，适时做血气分析。根据血气结果调整电解质和氧流量。常规开放心脏复跳5 min后，或开放时间至少10 min后，根据患者情况给予氯化钙。

八、停机

手术结束前复查B超，松开负压后根据储血器内液平面部分钳夹静脉端，减少静脉回流使心脏充盈，注意观察液平面情况来调整主泵流量，降低流量至接近停机状态，确认畸形矫正满意后再次充分引流。达到停机条件后，配合麻醉师先拔除颈部上腔静脉管，密切观察引流情况。在低主动脉张力下拔除主动脉灌注针。此时，主泵开始逐渐减少流量，随后停止VAVD并关闭各类膜肺旁路，根据液平面逐渐增加钳夹静脉管路。与手术医生和麻醉师沟通后钳夹静脉，减缓主泵流量至逐渐停机，记录体外循环所用时间。

具备下列条件可以停机：

（1）经食管超声心动图排除心脏结构异常。

（2）后并行时间达到主动脉阻断时间的1/4～1/3。

（3）减少CPB主泵流量时能维持满意的动脉压。

（4）血容量基本补足，CVP满意。

（5）肛温＞35℃，鼻咽温度36～37℃。

（6）HCT＞28%。

（7）血气、电解质基本正常。

九、自体血回输

停机后手术医生拔除静脉管路，医生下达"静脉回抽"指令时，加负压尽量把静脉管道内血完全回抽到储血罐，关闭控制面板上的报警开关，严密观察液平面下降情况，维持主泵小流量泵入。根据患者血压及CVP情况判断自体血是否全部输完。当血液回输到管道处后停机，并报告给手术医生和麻醉师。调整主泵方向，当手术医生拔除动脉插管下达"回抽"指令时转动主泵，逐渐让动脉管道内血液回到储血罐，当血液到动脉滤器前时停主泵，钳夹动脉管路，再次调整主泵方向使主泵逆时针转动。

在测压三通旁路处接输血器和空的储血袋，有超滤器时从超滤口上方接输血器和空的储血袋，小流量转动主泵将储血罐内血液回输至储血袋，注意观察管路压力，防止压力过大造成管路松脱。当储血罐内液平面到达主泵管道口处时往储血罐中加液体，然后缓慢转动主泵，使管路和氧合器内颜色变淡为止，注意观察储血袋的容量。完成后把患者自体血交给麻醉师经静脉导管输入患者体内。关停氧源和负压，关闭变温机出水口处开关，待通向氧合器和灌注系统水管内水回至水箱后，关停两者开关，等手术完全做完准备过床前关闭变温机总电源。

全胸腔镜心脏手术术前评估

不同于传统正中切口的心脏外科手术，全胸腔镜心脏手术是通过有限的切口或打孔入路进入胸腔，采用腔镜技术显露手术视野，并传输视频到显示器上，以放大的二维或三维图像来指引术者，再应用特殊的器械进行手术操作的技术。虽然全胸腔镜心脏手术具有创伤小、出血少、术后恢复快、住院周期短和满足美容需求等优点，但其并不适合所有的心脏手术患者。所以，术前需要对患者进行以下方面的评估，以减少手术并发症，保障患者的安全。

一、病史采集和体检

手术前需要了解患者有无胸心手术史、周围血管介入或手术史、卒中史等。再次或多次心脏手术后的心脏可能会发生结构的改变或与周围组织形成粘连，所以处于腔镜学习曲线阶段的医生不宜开展此类手术，而具备丰富腔镜经验的外科医生可以尝试用全胸腔镜技术来完成手术以降低手术风险。有胸部创伤、胸部手术、放置胸管等既往史的患者，其胸膜可能存在粘连，因而手术时需要剥离胸膜，这就可能使得手术时间过长或者引起肺损伤，谨慎的做法是通过插入腔镜进行全胸腔镜检查和评估，以确定右胸入路是否可行，否则要及时转为开胸手术。广东省心血管病研究所已成功开展了近300例的再次腔镜手术，积累了一定的经验，发现在再次心脏手术中，部分全腔镜手术比正中开胸能获得更好的疗效。

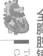
全胸腔镜心脏手术多以右胸入路为主，术者对右胸甚至全胸的局部解剖和体型的掌握程度直接影响对腔镜手术患者的选择。肋间隙狭小、肥胖或者具有发达胸部肌肉而导致的胸壁增厚都可能使操作口的暴露变得困难；患者胸腔存在畸形，如漏斗胸（图5-0-1，图5-0-2）或脊柱侧凸（图5-0-3），其心脏位置可能发生偏移，进而增大切口和心脏间的距离，影响术野的暴露与操作。

全胸腔镜心脏手术通常需要体外循环辅助，而体外循环的第一步是选择恰当的股动、静脉进行插管，所以需对腹股沟的情况进行评估，包括可否触摸到股动脉搏动、曾经或现在的腹股沟疝或股疝、腹股沟感染形成的皮肤溃烂或真菌浸润。对于有周围血管支架或手术史或腹股沟处有严重外伤手术史的患者，要考虑其外周动脉是否有恰当的灌注位置。

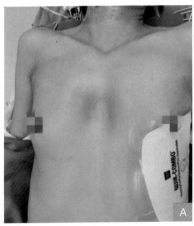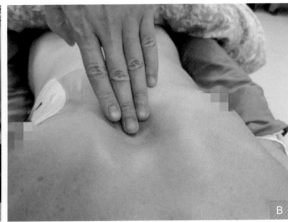

图5-0-1　胸部畸形：漏斗胸
A. 俯视；B. 平视。

二、术前检查

1. 超声心动图：术前心脏超声心动图检查对心脏结构和功能的评估非常重要，必要时可通过经食管超声心动图进行详细检查。建议术中常规放置食管探头，以便在整个手术过程可以检测瓣膜和心脏功能。

对于中度以上的主动脉瓣关闭不全或伴有冠状动脉病变的患者，应谨慎选择右胸入路，因为此时对心脏的停搏、保护和减压都具有挑战，经验不足的医生或者条件不够的医疗机构应更多考虑直接通过右心房放置逆行心脏停搏液。

2. 血管造影：首选桡动脉进行冠状动脉造影术以保留股动脉周围局部解剖清晰，从而不影响腔镜手术时的股动、静脉插管。若患者的冠状动脉存在阻塞，可先处理冠状动脉的病变，再择期行瓣膜手术。或者可以在杂交手术室进行同期冠状动脉支架植入和心脏直视手术。

3. 计算机断层扫描：CT检查能帮助经验不足的外科医生评估胸部解剖结构、明确腔镜入路、降低并发症发生率。

合并有漏斗胸、驼背或脊柱侧弯等胸廓畸形的患者应慎重选择胸腔镜手术，采用主动脉全程CTA或胸部CT可选择最佳入路（图5-0-2，图5-0-3）。第4肋间常作为腔镜入路，CT评估也能引导外科医生在该平面上方或下方与肺门对齐。

腔镜心脏手术多在心脏停搏下进行，通常采用阻断钳、主动脉内球囊进行阻断；而为了减小胸部切口、减少对肋骨的损伤，多数腔镜手术选择外周血管建立体外循环。血管的形态或走行异常会影响全腔镜手术的开展——若主动脉出现部分管壁或结构异常，在钳夹时容易破裂，即使采用球囊阻断，效果亦不理想；腹主动脉或外周血管病变则影响外周插管和逆行动脉灌注。所以对于中高龄（＞60岁，或＞55岁且同时合并有高血压、糖尿病等危险因素）患者，我们建议术前采用主动脉全程CTA评估，将钙化、狭窄、溃疡的升主动脉或存在大面积钙

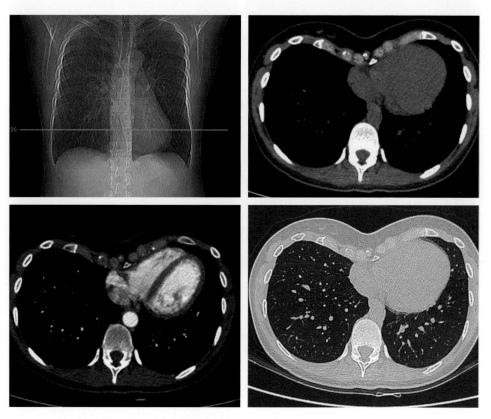

图5-0-2　漏斗胸胸部的X线正位片及CT切面图像

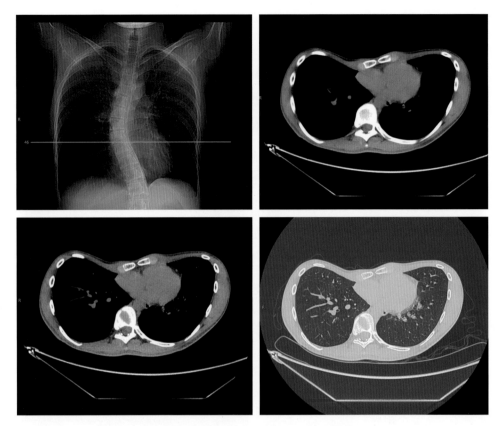

图5-0-3　脊柱侧弯的X线正位片及CT切面图像

化、狭窄、血栓、动脉瘤或夹层的腹主动脉、髂动脉或股动脉视为这类手术的相对禁忌证。

4. 其他检查：通过股动、静脉建立体外循环可致下肢缺血，故术前需评估下肢动、静脉形态。可通过双下肢彩超或者下肢CTA等影像学方法观察其走行、内径，明确钙化分布、狭窄、夹层等情况。

为减少患者术后并发症，术前还需评估患者的肺功能，可进行动脉血气或者肺通气功能检查。存在通气功能障碍的患者，术后容易出现气胸、肺大泡甚至感染，所以严重慢性阻塞性肺疾病为全腔镜心脏手术的相对禁忌证。

三、全胸腔镜心脏手术的相对禁忌证

术者的经验、器械的选择、医疗机构的水平与腔镜手术质量息息相关，所以存在一些合并症或解剖学异常等因素的患者应被视为相对禁忌证。相对禁忌证如下：

（1）体重＜15kg和过度肥胖或极度肌肉发达者。

（2）严重胸廓畸形如漏斗胸，心脏完全位于左侧胸腔内，无法提供最佳的术野显露者。

（3）入路胸腔严重粘连者。

（4）严重肺部疾病，如慢性阻塞性肺疾病者。

（5）严重血管病变，包括腹主动脉、髂动脉或股动脉疾病，或有严重的主动脉粥样硬化、主动脉缩窄、动脉导管钙化者。

（6）严重右心室功能不全、有低心排血量综合征（LVEF＜25%）及并发肝、肾功能不全者，近期有神经系统征象如栓塞史者。

（7）先天性分流性心脏病合并严重肺动脉高压（＞70mmHg）出现双向分流或发绀者，或合并其他严重心内畸形者。

（8）心房颤动合并心包炎、左心房血栓者，为非体外循环腔镜下消融术的禁忌。

（9）心房黏液瘤患者若循环不稳定需急诊手术或黏液瘤瘤体在心腔或与房室瓣有粘连浸润，以及瘤栓脱落导致脑梗死或大面积肺栓塞，处于昏迷状态和呼吸、循环功能不稳定者。

全胸腔镜心脏外科手术并发症

与传统的正中开胸心脏手术不同，全胸腔镜心脏手术仅在右侧或双侧胸前肋间入路，切口小，理论上出血少和创伤小是其最大的优越性。但是，在早期开展腔镜手术的阶段，由于入路与视觉改变，会发生直视盲区（仅腔镜可视）处出血、肺创伤和外周体外循环引起的大动脉损伤等不同于传统手术的并发症。

一、出血

出血是初学者经常会碰到的问题，容易引起术者心理恐慌。如果术中心脏出血不能控制可能需要中转正中开胸，也会影响腔镜心脏手术的进一步开展。广东省心血管病研究所心脏外科微创中心因出血需要再次开胸止血的发生率从早期的4%，已经下降到现在的0.7%，这说明随着经验的积累，出血的并发症可以尽可能避免。

1. 升主动脉灌注针处出血：**主要与早期不熟悉腔镜下缝合，不熟悉长器械操作有关**。此处主动脉采用荷包缝合，缝合的深度应与正中开胸一样，建议用3-0 prolene带毛毡片，缝4针或一荷包。在停止体外循环之前拔除灌注针，拔出时降低灌注流量控制血压，使出血可控。如果血肿巨大，无法止血，可以扩大切口以便更好地缝合止血。一般无须中转开胸。

2. 右侧胸廓内动脉损伤出血：**主要与放置左心房或右心房拉钩，穿刺胸壁有关。**如果不幸损伤右侧胸廓内动脉，不建议使用电凝止血，而需要用3-0 prolene长针带毛毡片，在腔镜下垂直向上缝合，操作有一定的难度。这在熟练掌握腔镜缝合技术下是可以实现的。也可以游离乳内血管，使用钛夹夹闭血管破口两端。

3. 左心耳损伤出血：**多数与主动脉阻断钳阻断位置偏低、偏深有关。**在阻断时，腔镜下可见左心耳（特别是巨大左心耳），用吸引器将左心耳压住后阻断，可避免此情况发生。若损伤了左心耳房顶侧，可以用4-0 prolene线带垫片进行缝合止血；或者重新阻断主动脉后打开左心房，内缝合左心耳。

4. 胸壁出血：**最常见的引起再次开胸止血的原因。**从目前经验来看，腔镜心脏手术后再次开胸止血很少发生在心脏本身，多数与胸壁肋间血管或肌肉发达患者的滋养血管损伤有关。在打开胸腔和辅助孔时小心避免肋间血管的损伤，尽量在予鱼精蛋白中和肝素后缝合主切口，关闭主切口前可将腔镜旋转180°，检查主切口和辅助孔有无出血。

5. 上、下腔静脉过阻断带时损伤出血：**主要与分离横窦、斜窦操作有关。**在体外循环辅助心脏时游离斜窦和横窦，在腔镜下过阻断带可以避免损伤。目前需切开右心房的手术，仅阻断上腔静脉已经足够，下腔静脉开放基本不影响手术。若损伤腔静脉，需要在并行循环下进行修补，必要时可扩大切口缝合止血。

6. 肺出血：**主要与进入胸腔时电刀损伤肺组织、肺与胸腔粘连分离、塌肺不满意、手术时长器械摩擦肺组织等有关。**表现为胸腔出血与气管插管有血性分泌物吸出。在进入胸腔过程中，发现有肺损伤，需马上用5-0 prolene带毛毡垫片缝闭，否则在肺通气后很难寻找损伤部位。另外，粘连带损伤也可能导致出血。所以，发现胸膜粘连严重时，不建议强行游离而损伤肺组织，应转为正中开胸；如为膜性粘连，可用30 W左右电凝，逐步游离粘连组织，需边游离边止血。术前仔细阅读胸部CT片，如有胸膜增厚或钙化时，不考虑经胸腔入路手术。

7. 肺动脉、肺静脉损伤出血：**主要与游离腔静脉或肺静脉前庭时，电刀误伤肺血管有关。**在做孤立性房颤射频消融中，使用导航分离肺静脉时可能会损伤肺静脉后壁，如果按压后还有出血，需要中转开胸止血。有1例患者在使用电刀切断马氏韧带时损伤了肺动脉，经扩大切口后缝合止血。

二、气胸与皮下气肿

气胸主要与肺损伤有关，特别是打开主切口到胸膜壁层时，电凝能量过大易损伤肺组织，且没有及时修补。具体操作见第二章。皮下气肿与气胸、胸壁切口缝合欠佳有关，多数患者术后两天会自动吸收。如果皮下气肿严重，需要减压排气，并注意是否引发肺大泡破裂。

三、复张性肺水肿

主要与长时间肺塌陷、手术时间过长有关。复张性肺水肿是一种少见但会危及生命的严重并发症，多数发生在学习曲线阶段，因初学者需要长时间肺塌陷和过长的体外循环时间来完成心脏手术。尤其容易发生在重度肺动脉高压、肺功能低下的患者。其病因尚不明确，可能与心脏手术中引流不佳、肺血过多、器械长时间对肺表面摩擦造成损伤等因素有关。可在开放主动脉后或术后早期出现，表现为低氧血症及大量血性分泌物从气管插管引出。可先行呼吸末正压通气、激素冲击、降低肺动脉压力等处理，如果效果不佳，需要ECMO辅助。

四、主动脉夹层

主动脉夹层是全胸腔镜心脏外科手术最为致命的并发症，发生率为0.09%～0.4%，致死率超过30%。股动脉插管处的内膜损伤及灌注血流产生的逆剥效应是其主要的发病机制。

主动脉夹层重在预防，整个手术团队必须保持高度警惕。股动脉插管时应轻柔操作，避免导丝导管损伤动脉内膜。当出现泵压异常升高，动脉压明显下降，流量难以维持时，需立即使用经食管心脏彩超检查降主动脉并评估夹层累及范围。若夹层局限在降主动脉，可考虑二期腔内修复；若已累及升主动脉及主动脉窦部，则须紧急行开胸手术治疗。

确诊夹层后，若患者心脏泵血功能正常，应立即停止股动脉灌注；若处于主动脉阻断或并行循环期间，则应降低流量、快速降温、使用冰帽护脑，立即行脑氧饱和度监测同时立即行正中开胸，经主动脉弓部穿刺插管建立顺行灌注通路，再停止股动脉灌注，期间不能松开主动脉阻断钳。

根据夹层累及范围决定具体的手术方式，若欲行全弓置换加支架象鼻手术，可经左颈总动脉插管灌注行脑保护。

▶ 本章视频

心房颤动射频消
融术中肺动脉损
伤的处理

第七章

全胸腔镜心脏外科手术护理

07

Chapter

第一节 胸腔镜心脏手术器械概述

一、器械分类与用途

胸腔镜心脏手术器械根据用途分为常规开胸手术器械和精密手术器械，精密手术器械被用于经外周血管建立体外循环和经胸腔镜进行心脏手术操作。本节重点阐述精密手术器械的相关内容。

二、器械组成

（一）体外循环心脏手术精密器械

体外循环心脏手术精密器械包括胸腔镜手术附加包、左心房拉钩附加包等。

1. 胸腔镜手术附加包：胸腔镜体外循环心脏手术中最常用的精密器械。此手术器械组成见图7-1-1。

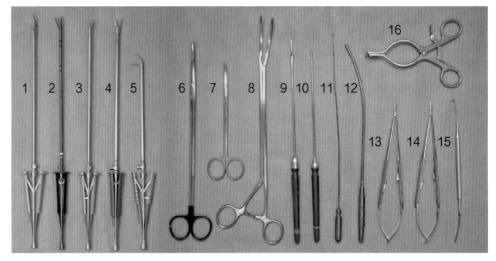

图7-1-1　胸腔镜手术附加包

1. 微创弯剪；2. 微创抓钳；3. 微创针持；4. 微创镊子；5. 微创推结器；

6. 组织剪；7. 小组织剪；8. 主动脉阻断钳；9. 手术刀柄；10. 勾线器；

11. 过线器；12. 吸引头；13. 微创针持；14. 微创针持；15. 神经拉钩；16. 乳突牵开器。

　　2. 左心房拉钩附加包：胸腔镜体外循环心脏手术中涉及左心房手术操作时常用的精密器械。此手术器械组成见图7-1-2。

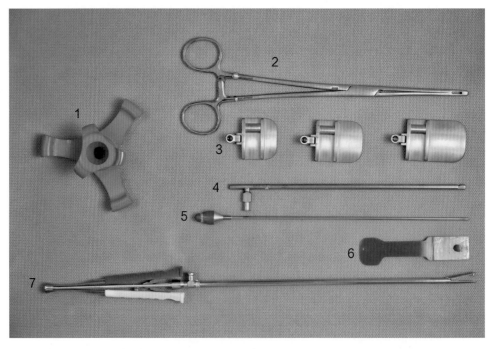

图7-1-2　自动左心房拉钩附加包

1. 左心房拉钩固定架；2. 叶片夹持器；3. 左心房拉钩叶片；

4. 左心房拉钩密封鞘；5. 螺纹穿刺针；6. 叶片侧翼；7. 侧翼夹持器。

（二）非体外循环心脏手术精密器械

非体外循环心脏手术精密器械包括微创射频消融手术附加包、微创冠状动脉搭桥手术附加包等。

1. 微创射频消融手术附加包：胸腔镜微创射频消融术常用的精密器械。此手术器械组成见图7-1-3。

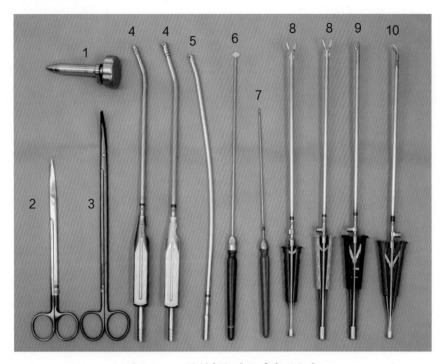

图7-1-3 微创射频消融手术附加包

1. 带针芯穿刺套管；2. 组织剪；3. 长组织剪；4. 带侧孔吸引头；5. 磨砂吸引头；
6. 推结器；7. 勾线器；8. 微创镊；9. 微创针持；10. 微创弯剪。

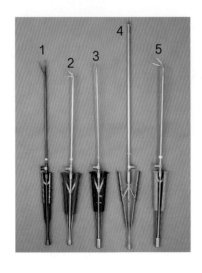

2. 微创冠状动脉搭桥手术附加包：胸腔镜辅助微创小切口冠状动脉搭桥术常用的精密器械。此手术器械组成见图7-1-4。

图7-1-4 微创冠状动脉搭桥手术附加包

1. 微创抓钳；2. 角度剪；3. 微创针持；
4. 微创钛夹钳；5. 角度镊子。

三、器械清洗和消毒灭菌

胸腔镜精密手术器械由于结构精细、复杂、易损，对清洗、消毒、灭菌处理有特殊方法和技术要求。

（一）清洗消毒

彻底的清洗是保证消毒灭菌的必要条件。用过的精密手术器械中能拆卸的部分应全部打开，用高压水枪反复冲洗，用软毛刷反复刷洗分离的关节及咬合面直至表面无污物。将清洗过的器械严格按照《WS 310—2016医院消毒供应中心》的相关要求进行处理。

（二）干燥

首选干燥设施、设备进行干燥处理，确保干燥效果。

（三）包装

器械应按原样组装好，检查配件有无松动、缺失，以便及时维修，定期保养。器械按照一定顺序装入器械盒内码放整齐，并清点无误后放入消毒指示卡，用双层包布打包贴上指示胶带，并注明器械名称及消毒有效日期。

（四）灭菌

根据器械生产商提供的指引要求选择灭菌方法，多数采用高温高压或等离子低温的灭菌方式。

四、器械管理

胸腔镜精密手术器械价格昂贵、种类多样，为了降低耗损率、延长使用寿命，需采用专科化管理。

（一）手供一体化管理模式

手术后器械护士将精密器械装入专用盒，与消毒供应中心工作人员进行当面清点交接，消毒供应中心经过去污、清洗、消毒、干燥、包装、灭菌等环节，再交给手术室保存、使用。

（二）设置数字标识牌

手术室专科组长与主刀医生沟通确认，核定胸腔镜精密器械包的种类、基数，并根据主刀医生的操作习惯，增加一些特殊器械。将器械包编号，包内放置数字标识牌。

（三）使用颜色标识带

选用不同颜色标识带作为每份胸腔镜精密器械的代表色，统一在每件器械的手柄处贴上对应颜色标识带。

（四）设立专人管理

科室安排1名护理组长管理胸腔镜精密器械，对器械管理人员进行培训，使其熟悉器械的构造和性能；制作手术室胸腔镜器械管理登记簿，记录器械的厂家、名称及使用情况等，做好器械管理档案。

（五）制作器械明细卡

由手术室护士根据主刀医生的操作习惯制作器械种类明细卡，将卡放在胸腔镜器械存放处，便于年轻护士在准备器械时一目了然。

（六）加强清点管理

手术室设置清点卡，每日对胸腔镜精密手术器械做好清点登记工作；术前1天根据手术医师的要求以及手术通知单配备器械，当台器械护士进行清点与核对；手术室交接班时双人清点与核对器械数量，并检查性能。

（七）加强术中使用管理

胸腔镜精密手术器械细长，主刀医生视野集中于腔镜显示器，在传递器械时将器械握持部分直接置于主刀医生手上，可提高器械传递效率，使用后及时收回并擦拭干净、妥善放置；根据具体手术操作部位，提供相应精密器械，降低其耗损率。

第二节 **全胸腔镜心脏外科手术护理配合**

一、护理评估

（一）术前访视

1. 病史及心理社会反应。

（1）了解患者既往病史、家族史、手术史，体内是否有植入物，如瓣膜/环、冠状动脉支架、起搏器等，用药史、过敏史、传染病史、吸烟史等。

（2）生活习惯、嗜好、睡眠等。

（3）文化及对疾病知识的认知度与配合度、治疗过程、用药管理，胃纳、二便情况。

（4）心理精神状态及家庭社会支持情况等。

2. 身体评估。

（1）评估患者生命体征、疼痛、意识状态、营养状态、皮肤和黏膜等情况。

（2）评估心功能分级、肺功能情况等。

（3）评估生活自理能力及血栓、跌倒、压疮等风险。

（4）评估四肢活动功能及术野皮肤准备情况（胸前、会阴部及双侧腹股沟）。

3. 相关心血管专科检查：胸部X线片、超声心动图、12导联心电图、MRI/CT、冠脉造影及影像学检查结果等。

（二）入室评估交接

1. 一般情况：观察患者神志、面容、呼吸，有无气促、缺氧等心力衰竭表现，自理能力、配合程度。

2. 体格检查：身体及四肢活动情况，皮肤完整性、身体留置的管道。

3. 术前准备情况：

（1）查看手术部位皮肤准备情况、术前用药、胃肠道准备情况、过敏史、影像资料（X线片、MRI/CT片）、手术知情同意书、麻醉知情同意书、输血知情同意书、手术部位感染风险评估表、药物过敏试验结果、术晨体温以及配血情况。

（2）询问月经情况，了解随身物品携带情况，如首饰、隐形眼镜、助听器，有无松动的牙齿或假牙、义肢、金属植入物、内置永久起搏器。

二、术前准备

（一）手术间

提前调高室温至25℃，在手术床上提前铺好充气式变温毯，开启Bair-Hugger升温系统，将温度设置为38℃进行预保温。

（二）仪器设备

仪器设备包括胸腔镜设备、B超机、经食管超声心动图探头、除颤仪、血流测量仪、CO_2吹气装置及电动吸引装置、血液回收机、射频仪器、临时起搏器。

（三）手术器械及用物

1. 器械：常规开胸手术器械、胸腔镜精密手术器械附加包、搭桥精细器械附件包、悬吊式胸廓内动脉牵开系统、肋间微创牵开器等。

2. 特殊用物：股动、静脉插管用物，一次性胸外AED除颤电极片，充气气囊等。

3. 耗材：根据具体手术方式备齐耗材，例如，外科生物补片、主动脉瓣/二尖瓣生物（机械）瓣膜、二尖瓣/三尖瓣成形环、心脏组织固定器、雾化吹气管、分流栓、钛夹、微创双极射频消融钳/笔、心耳切割闭合器、组织剥离器、穿刺器Trocar、软组织牵开器等。

三、手术配合

（一）胸腔镜心脏外科手术体位

1. 右前外侧卧位：适用于胸腔镜下二尖瓣及三尖瓣置换/成形术、房缺/室缺修补术、黏液瘤摘除术、室间隔心肌切除术等。患者平卧，头部垫头圈，肩背部垫长方形胸垫使胸部抬高；右侧躯干下沿身体长轴设长方形凝胶垫，使身体向左侧倾30°、右上肢屈肘抬高约90°呈功能位，固定在托手板或麻醉头架上（图

7-2-1）；或将右侧上肢呈功能位垂放于床沿，略低于身体10 cm，对侧上肢与身体平行放置于床沿（图7-2-2）。尽量暴露手术切口。取右前外侧胸部切口、第3或第4肋间进胸。

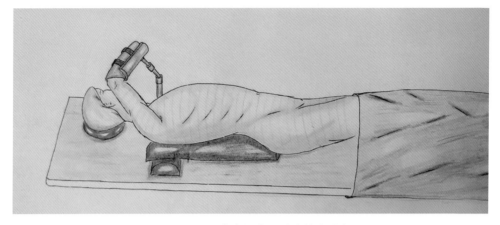

图7-2-1　右前外侧卧位（悬挂上肢）

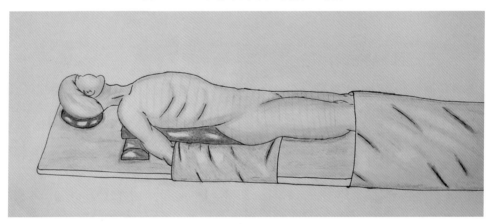

图7-2-2　右前外侧卧位（上肢功能位）

2. 左前外侧卧位：适用于冠状动脉搭桥手术。患者平卧，头部垫头圈，肩背部垫长方形胸垫使胸部抬高；左侧躯干下垫长方形胸垫使身体向左侧倾30°、左上肢屈肘抬高约90°，固定在托手板或麻醉头架上，或者将左侧上肢呈功能位垂放于床沿，略低于身体10 cm，对侧上肢与身体平行放置于床沿。尽量暴露手术切口。取左前外侧胸部切口、第3或第4肋间进胸。

3. 仰卧位：适用于胸腔镜微创射频消融手术。提前把两个1 000 mL充气气囊（图7-2-3）用治疗巾包好，并列纵行放在手术床合适位置，置于胸垫上方（图7-2-4），患者平卧后调整气囊位于患者肩胛下方。患者全身麻醉后取仰卧

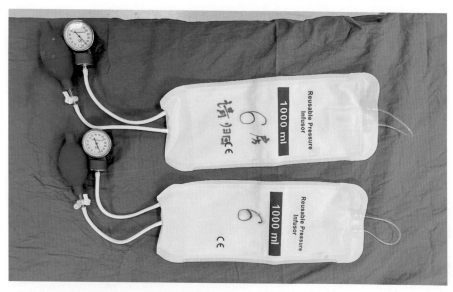

图7-2-3 充气气囊

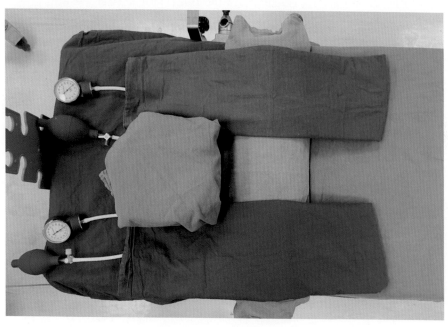

图7-2-4 充气气囊位置摆放

位，双上臂外展，双手摆放于双侧，手肘跑步姿势屈曲向后用布巾包裹，以露出腋后线为宜，枕部垫头圈。

（二）胸腔镜体外循环心脏手术配合

1. 经外周血管建立体外循环。

（1）全身麻醉，双腔气管插管，控制右肺呼吸。

（2）经右侧颈内静脉行上腔静脉插管：18G穿刺针、导丝、导管鞘、11#尖刀，经右侧颈内静脉插入上腔静脉管，用角针10#丝线缝合插管处皮肤，套缩带管固定，夹管钳阻断导（插）管连接循环管道备用。

（3）经股动、静脉行下腔静脉和股动脉插管。

1）在（右侧）腹股沟韧带和腹股沟皱褶之间2cm处切开皮肤、皮下，用乳突牵开器暴露术野。

2）蚊式钳、小直角钳游离股动脉、股静脉，必要时用10#丝线牵引过带。

3）缝制荷包线：5-0聚丙烯线2根，在股动脉缝制双荷包线，套缩带管；5-0聚丙烯线在股静脉缝制荷包线，套缩带管。

4）股静脉插管：18G穿刺针向心性刺入股静脉→送入长导丝→导管鞘扩大穿刺口→尖刀扩大皮肤切口→插入下腔静脉管至右心房→收紧荷包线，与静脉管路连接，由于需要经常调整管路位置，因此不缝合固定下腔管。

5）股动脉插管：与股静脉插管同样方法置入股动脉管→收紧荷包线，用角针10#丝线缝扎固定于切口皮肤，连接动脉管路，开始体外转流。

2. 连接腔镜光纤和摄像电缆。

调节画面白平衡，目镜前端用60℃热盐水浸泡5min做防雾处理，同时备碘伏纱布（2D腔镜）或盐水纱布（3D腔镜）擦拭目镜。

3. 全胸腔镜心脏手术（以胸腔镜二尖瓣置换术为例）。

（1）主操作孔①：从右侧第4肋间腋前线至锁骨中线间切开约3.5cm切口，电刀游离皮下组织进入胸腔，置入软组织牵开器。

（2）胸腔镜孔②：在右侧第4肋间腋中线处切开约1.2cm切口，置入软组织牵开器，送入胸腔镜目镜。

（3）辅助孔③：在右侧第5肋间腋中线处切开1cm切口，置入软组织牵开器。

（4）换长电刀头和微创器械，切开心包，用2-0涤纶线缝6~8针悬吊心包，线尾留在切口外并用小弯钳固定在切口巾上。

（5）用3-0聚丙烯线加垫片缝制主动脉灌注荷包，经孔①插入加长的灌注针、缩带固定，缩带管与灌注针均从孔①穿出，连接灌注管路，固定在切口巾上。

（6）用加长肾蒂钳游离上、下腔静脉，将细棉线或10#丝线对折后绕过上、下腔静脉，收紧缩带，或用血管阻断夹阻断腔静脉回心血流。

（7）经孔③送入特制阻断钳，在灌注针上方夹闭升主动脉，开始灌注心脏停搏液，让心脏停跳。

（8）用长柄尖刀经房间沟切开左心房，缝4针牵引线暴露左心房。

（9）在第4肋间胸骨旁穿刺置入左心房金属牵开器密封鞘；再经孔①用长柄夹持器将牵开器叶片送入，使密封鞘与牵开器叶片固定在一起，从外部上提牵开器拉开左心房壁，显露二尖瓣，旋紧牵开器控制阀保持固定。

（10）经牵开器密封鞘侧口连接CO_2吹气软管，使CO_2经金属鞘管送入左心房辅助排气。

（11）用长柄尖刀切开二尖瓣环，用微创瓣膜剪剪除病变瓣膜，2-0带垫片涤纶线间断缝合瓣环，上人工瓣膜，用推结器打结。

（12）旋松左心房牵开器阀门，退出叶片，用灌洗器注水测试瓣膜功能，使左心房充盈、排气。用3-0聚丙烯线连续缝合左心房，完成心内操作。

4. 撤除主动脉阻断钳、停搏液灌注针，松开上、下腔静脉束带，心脏复跳，开启升温模式，使体温逐渐回升。

5. 撤停体外循环，拔除颈静脉插管，缝合插管处皮肤切口。

6. 拔除股静脉插管，收紧荷包线；拔除股动脉插管，收紧荷包线，待病情平稳后打结，缝合腹股沟切口。

7. 用2-0涤纶线缝合心包，放置胸腔引流管，双人清点器械敷料，止血，撤除胸腔镜，缝合所有切口。

（三）胸腔镜非体外循环心脏手术配合

1. 胸腔镜辅助微创小切口冠状动脉旁路移植术。

（1）胸腔镜下获取左侧胸廓内动脉。

1）手术铺巾后，安装消毒灭菌的悬吊式胸廓内动脉牵开系统。

2）将胸腔镜设备置于患者右侧，设备连接完毕后，经左侧胸壁切口进胸，调节悬吊式胸廓内动脉牵开系统悬吊拉钩高度和位置（图7-2-5）。

3）用微创抓钳和长柄电刀游离胸廓内动脉，推荐使用头端具有绝缘保护功能的电刀笔进行切凝，以防灼伤周围组织。

4）从第一肋处开始游离，使用钛夹夹闭血管分支，向上游离至第1肋上缘，向下游离至第5肋。

5）备一条显影的微创纱条，当出血部位不确定时，使用抓钳夹持纱条蘸血，寻找出血点。完全游离胸廓内动脉后用10 mL注射器喷洒罂粟碱溶液待离断。

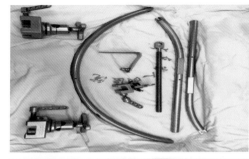
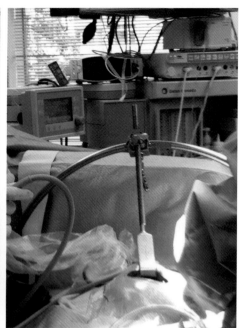
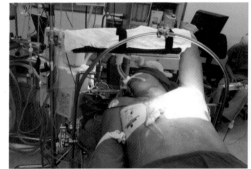

图7-2-5　胸廓内动脉牵开系统

（2）吻合左侧胸廓内动脉与左前降支。

1）撤除悬吊式胸廓内动脉牵开系统及胸腔镜目镜，放置肋骨微创牵开器，悬吊心包。

2）开启心脏组织固定器及雾化吹气管耗材，组织固定器头端固定左前降支吻合口周围组织，尾端连接台下低速率电动吸引装置，调节吸力不超过0.04kPa；备500mL无菌生理盐水用加压袋加压后接手术台上雾化吹气装置，并调节CO_2吹气量及无菌生理盐水滴速，保持吹气管持续向吻合口吹出气雾，使吻合口术野清晰。

3）离断胸廓内动脉，用15#手术刀片在需搭桥左前降支冠状动脉表面分开心外膜及脂肪组织，用冠脉尖刀切开狭窄血管远端，用45°角冠脉剪及120°角冠脉剪扩大切口，放入分流栓，用8-0聚丙烯线连续缝合，吻合完毕用5-0聚丙烯线固定胸廓内动脉于心肌表面。

（3）血管桥血流量监测。

1）吻合完毕，进行血管桥血流量监测，输入患者信息，将血流量探头接于血流测量仪以监测吻合血管桥的血流量，及时保存或打印数值报告。

2）一般平均流量＞20mL/min，流量＜5mL/min且搏动指数数值（pi）＞5提示血管桥供血不足，需重新搭桥。

2. 全胸腔镜微创射频消融手术。

（1）右肺静脉射频消融。

1）给右侧充气气囊充气使右侧胸廓整体抬高30°，以更好地暴露术野，关闭三通接头以防漏气。

2）将腔镜设备置于患者左侧，经右侧第4肋间腋前线做主切口，腔镜孔位于第4肋间腋中线。用大直角钳套14#橡胶尿管分离心包，避免触及心房出血。必要时用4-0聚丙烯线带毛毡扣提吊膈肌。

3）隔离右肺静脉：用带灯软组织剥离器、微创吸引器（圆头）钝性分离心包斜窦和心包横窦，通过导航器将双极射频钳的一个夹片绕过右侧肺静脉，夹住右肺静脉、开启消融发生器、隔离右侧肺静脉，然后进行顶部线和底部线补充消融、下腔静脉和上腔静脉连线、房室沟连线和右心耳连线射频，及时用生理盐水将双极射频消融钳清洗干净，避免血痂黏附而影响射频效果。

4）检查创面、止血，清点纱布，缝针后关闭伤口。

5）放空右侧气囊使胸部复原。

（2）左肺静脉射频消融。

1）将腔镜设备转移到患者右侧，重新连接好摄像导线和光纤。主刀医生和助手转移至患者左侧，保护所有器械设备不被污染。给左侧气囊充气使左侧胸部抬高30°。

2）经左侧第4肋间腋前线做主切口，腔镜孔位于第3肋间腋中线。切开并提吊心包，使用心耳切割闭合器切割左心耳，有出血时使用钛夹钳钳夹止血。使用软组织玻璃器游离心包横窦，导航过带，双极射频消融钳进行左侧肺静脉射频隔离，补充顶部线和底部线隔离。

（3）设置心内膜或心外膜临时起搏导线，连接起搏延长线备用。

（4）检查创面、止血，清点纱布，缝针后关闭伤口。

（5）完成双侧肺静脉隔离后，若患者不能转为窦性心律，则需进行同步电复律，此时将双侧球囊放气，按医嘱实行同步心脏电复律（推荐双向波初始能量选择120～200J，单项波初始能量选择200J，如果初次电击失败，则逐步增加能量），恢复患者窦性心律。

四、护理关注点

1. 胸腔镜手术中采取单肺通气，易造成低氧血症，需评估肺功能情况，详细询问有无吸烟史、肺部疾病史，查看胸部X线片、超声心动图，判断是否存在肺部感染、肺动脉高压等。

2. 由于腔镜手术的体位摆放要求，需评估患者有无周围神经疾病、卒中史，观察双上肢活动度，询问有无疼痛、麻木不适症状，排除肢体运动功能障碍。摆放体位时，注意保持右上肢处于功能位，减少体位相关周围神经损伤并发症的发生。

3. 手术期间实时监测病情变化，做好急救准备，提前配置急救药品，备齐除颤设备及临时起搏器，其中腔镜手术前应正确粘贴一次性胸外AED除颤电极片。抢救时立即配合麻醉、外科、体外循环医生对症处理，积极预防与治疗心律失常，保证手术顺利完成。

4. 实时关注手术进程及手术方式，提前备齐紧急转正中开胸器械与用物，手术室护士熟练、快捷地协助改变手术体位，有条不紊地提供中转开胸所需器械与物品，沉着冷静地应对突发状况。

5. 避免因目镜摄像模糊影响手术进程及效果，器械护士在目镜使用前要检查其完好性、清晰度，用干洁纱布清洁镜头后再与摄像头连接，并用水温高于60℃的无菌生理盐水将其前端浸泡5～10min预热；使用过程中一旦发生术野模糊，及时用无菌生理盐水（3D腔镜）或1%碘伏（2D腔镜）纱球擦拭镜头，保持术野清晰。

第八章 08
Chapter
全胸腔镜二尖瓣置换术

第一节 常规全胸腔镜二尖瓣置换术

二尖瓣置换术是胸腔镜下心脏手术的重要组成部分，也是全面掌握胸腔镜心脏手术的重要标志之一。相比于正中开胸的视野，使用经皮左心房拉钩在胸腔镜下能更好地暴露、观察二尖瓣和左心室的情况。

一、相关解剖结构

二尖瓣复合体由瓣环、瓣叶、腱索、乳头肌组成。正常的二尖瓣瓣叶柔软、厚度适中、开闭良好，瓣叶、腱索无冗长或挛缩，无融合或裂缺。二尖瓣病变可使瓣叶增厚、菲薄、裂缺或融合，令二尖瓣环变得模糊、扩大或僵硬，使腱索缩短或冗长。任何类型的二尖瓣病变都可能使瓣膜开口狭窄或关闭不全。二尖瓣置换是将原有二尖瓣的全部或部分瓣叶，以及部分腱索切除，再将人工瓣膜缝在二尖瓣瓣环上。熟记二尖瓣的解剖结构，术中辨认出二尖瓣瓣环、纤维三角是行二尖瓣置换术的基本要点。

二、操作步骤

1. 按胸腔镜心脏手术常规操作：股动、静脉插管和颈静脉插管以建立外周体外循环；做胸壁切口，切开心包；留置左心房拉钩及灌注针，阻断升主动脉，灌注心肌保护液。

2. 辨认心脏解剖结构（左心房、右心房、房间沟、右侧肺静脉），待心脏无明显搏动后，沿房间沟切开左心房，以涤纶线悬吊，暴露左心房内部结构。

3. 心肌保护液灌注完毕后，经主切口置入左心房拉钩叶片，向前胸壁牵拉左心房，暴露二尖瓣、左心耳开口；持续吹入二氧化碳。探查二尖瓣。

4. 切除二尖瓣瓣叶、留置缝线：①用微创镊子夹起二尖瓣前叶，充分展开瓣叶，明确前瓣瓣环位置所在；伸入尖刀，于二尖瓣前叶中间距离瓣环3 mm处切开一个小口（图8-1-1 A），注意避免刀尖损伤心室肌。②从打开的小口处褥式缝制第一针带垫片涤纶线（图8-1-1 B），绷紧并固定后可起到悬吊二尖瓣瓣环作用，利于后续的腔镜下操作。以尖刀或微创剪刀沿二尖瓣瓣环剖开二尖瓣前叶并切除其瓣叶和腱索（图8-1-1 C），视情况（部分）保留或切除二尖瓣后叶，测量、选择合适的人工瓣膜，冲洗左心房、左心室。③缝制剩余的带垫

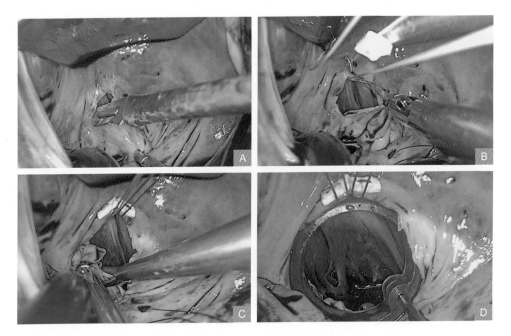

图8-1-1　切除二尖瓣后留置缝线

A. 于二尖瓣P2区距瓣环3 mm处做切口；B. 于打开的切口缝第一针带垫片涤纶线；
C. 切除二尖瓣前叶；D. 测量二尖瓣瓣环大小。

片涤纶线：从第一针右侧开始，以顺时针方向沿瓣环逐针缝至二尖瓣后瓣P3处（图8-1-2 A）；随后自第一针的左侧开始，以逆时针方向逐针缝制余下涤纶线（图8-1-2 B）。

5. 将涤纶线缝在人工瓣膜上（图8-1-2 C），随后小心地将瓣膜降入原有二尖瓣位置，期间需密切留意涤纶线有无缠绕、打结，垫片是否被妥善放置（图8-1-2 D）。

6. 再次仔细检查垫片位置无误后，即可打结固定瓣膜。为了避免术野中的缝线相互干扰、影响打结，建议先从后瓣P2处的缝线开始，先以顺时针方向至前瓣完成一侧的缝线打结，随后另一侧的缝线则以逆时针方向完成打结。

7. 检查瓣膜启闭无异常后，经左心房切口-瓣膜开口将左心引流管置入左心室；取出左心房拉钩，双层缝合左心房切口。

8. 按胸腔镜心脏手术常规操作：开放主动脉，逐步撤离体外循环，逐层止血关胸，留置胸腔引流管。

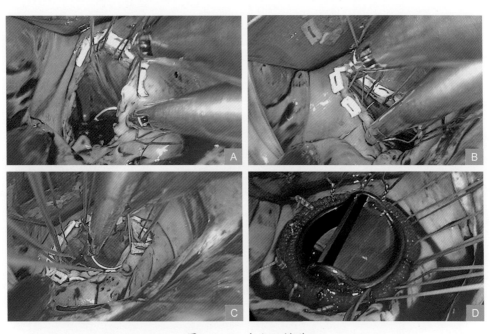

图8-1-2 上人工瓣膜

A. 以顺时针方向缝带垫片涤纶线至二尖瓣P3处；B. 以逆时针方向缝完涤纶线；
C. 出针后将涤纶线缝在人工瓣膜上；D. 下瓣，探查缝线有无缠绕、打结。

三、技术要点

左心室破裂是二尖瓣置换术中最凶险、致死率高的并发症，而瓣周漏则是最常见的并发症之一。全胸腔镜二尖瓣置换术的技术要点在于切除瓣叶和留置带垫片缝线。

1. 切除瓣叶时务必避免损伤瓣环结构和心室肌肉。当胸腔镜位于第4肋间时，二尖瓣瓣环位于P3、前外交界的区域较难暴露，使用锐器切除瓣叶及瓣下结构时容易不慎损伤瓣环和心肌组织。持镜手灵活转动胸腔镜，争取良好的暴露可减少医源性损伤。

2. 缝制带垫片涤纶线应注意：①保持针距均匀、针宽均匀。②每一针都应在瓣环上进针，全层贯穿，在瓣环的心室面出针（避免缝到心室肌肉）后，可以伸入腔镜观察出针点。③二尖瓣瓣环周围有重要的结构，进出针时不宜过深，避免损伤对应结构：主动脉瓣、房室结和传导束、三尖瓣、心室肌（图8-1-3）。

3. 为了减少瓣周漏的发生，在坐瓣时和坐瓣后都要检查垫片的位置是否摆放正确，缝线之间有无缠绕。打结固定瓣膜后，再次检查垫片位置，此时垫片均可暴露在心房面，垫片之间间隙均匀，需注意垫片上涤纶线的张力可使垫片变形。

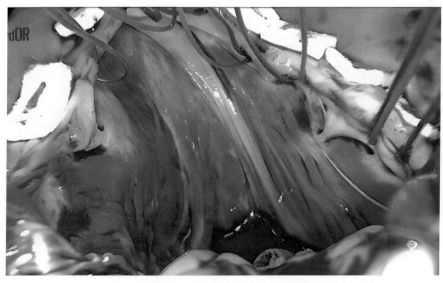

图8-1-3　涤纶线进出针深度

第二节 同期心脏手术

对于二尖瓣疾病合并心房颤动和（或）左心房血栓、卵圆孔未闭、三尖瓣病变等在施行全胸腔镜二尖瓣手术时，可同期先行Maze Ⅳ射频消融术、左心房血栓清除术或左心耳缝闭，再完成卵圆孔缝闭和三尖瓣修复或置换等手术。

一、Maze Ⅳ射频消融术

在采用右侧入路的全胸腔镜手术中，可用消融钳和消融笔来共同完成Maze Ⅳ消融径线。

（一）操作步骤

1. 建立外周体外循环、心肺转流，切开心包后，钝性分离心包横窦、斜窦，用丝线分别阻断上、下腔静脉，在右肺静脉前庭自下而上地导入消融钳，钳夹、消融，完成右肺静脉隔离。

2. 垂直于上、下腔静脉连线打开右心房，用消融钳做该切口至上腔静脉、下腔静脉、右心耳线性消融。配合使用消融笔与消融钳做三尖瓣瓣环线，完成右心房消融（图8-2-1）。

3. 阻断主动脉，灌注完成、心脏停跳后，切开房间沟，留置左心吸引管，暴露左心房、左心耳。送入消融钳，分别行左心房顶、双下肺静脉间、右下肺静脉-左心耳间、二尖瓣峡部线性消融。再用消融笔于二尖瓣峡部及左肺静脉间补充，完成盒式消融（隔离左心房后壁）（图8-2-2）。值得注意的是，上述的线性消融径线应完成对4条肺静脉的包围。

4. 最后，用消融笔完善左肺静脉-左心耳线性消融，缝闭左心耳。至此，完成Maze Ⅳ射频消融术的消融操作。

（二）技术要点

1. 决定Maze Ⅳ射频消融效果（即能否转为窦性心律且窦性心律能否长期维持）的关键包括消融的透壁性以及消融径线的完整性。注意消融钳钳夹的次数需足够、时间需充足。而为了使消融更加确切、透壁率更高，可使用电刀烫开钳夹部位表面的脂肪组织，以暴露心房组织。此外，应及时清理附于消融器械的焦痂。

2. 由于特殊结构的存在，行右心房消融时应小心操作。做右心房切口至上腔静脉消融线时，应避免损伤窦房结。行三尖瓣瓣环消融时，应小心处理瓣环邻近区域，避免损伤右冠状动脉。

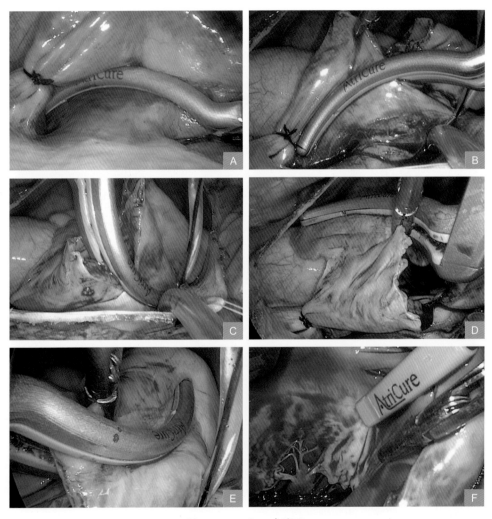

图8-2-1　右心房消融

A.隔离右肺静脉；B.切开右心房，做切口与上腔静脉消融线；C.做切口与下腔静脉消融线；D.做切口与右心耳消融线；E.采用消融钳行三尖瓣瓣环消融；F.避开右冠状动脉走行区域，用消融笔于三尖瓣瓣环心内膜侧补充消融。

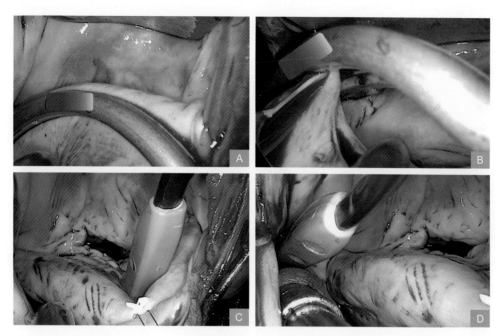

图8-2-2　左心房消融

A.左心房后壁消融；B.左心房顶消融；C.用消融笔行二尖瓣峡部消融；
D.继续用消融笔完善左心房后壁消融线。

二、左心房血栓清除术

一般来说，术前发现左心房血栓的患者并不宜行射频消融术；若血栓局限于左心耳或者血栓新鲜且容易清除，可考虑清除左心房血栓后行射频消融术。

出于安全考虑，为防止血栓脱落导致动脉栓塞事件，在阻断主动脉之前应避免置入左心引流管及其他触及血栓的操作。

（一）操作步骤

1. 静吸复合麻醉，经股动、静脉建立体外循环，建立主操作孔与腔镜孔，阻断主动脉并完成灌注后，将左心引流管置于心包腔，配合使用尖刀、微创弯剪沿房间沟打开左心房、扩大切口（图8-2-3A），用侧孔钝头吸引头探查机化血栓。

2. 以涤纶线悬吊暴露左心房，用"雪糕钳"钳夹术野内血栓（图8-2-3B）。

3. 根据术野需求调整引流管位置，以抓钳配合磨砂吸引头钝性分离附壁血栓（图8-2-3C）。可用微创弯剪剪除部分血栓后，再行分离、钳取。

4. 清除完左心房顶、前壁血栓后置入左心房牵开器改善暴露，重复前述步骤，清除附着于二尖瓣、左心耳、左心房后壁的血栓（图8-2-3 D），多次注水、冲洗后完成清除。

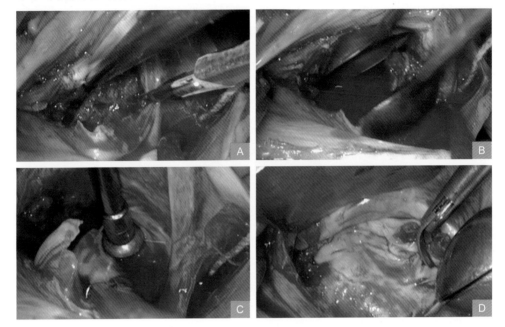

图8-2-3　左心房血栓清除

A. 打开左心房；B. 钳夹血栓；C. 钝性分离附壁血栓；D. 放置左心房牵开器后清除附着于二尖瓣的血栓。

（二）技术要点

1. 对于左心房机化血栓，应先清除完切缘附近血栓后再放置左心房牵开器扩大术野。

2. 在操作过程中无须引净肺静脉回血，可配合使用"雪糕钳"、微创弯剪、磨砂吸引头，小心清除附壁的血栓，忌暴力分离，避免损伤。

三、左心耳缝闭

心房颤动（atrial fibrillation，AF）是最常见的心律失常事件。缺血性脑卒中是部分AF患者的首发症状，而左心耳是左心房血栓的主要来源。一项2021年发表于《英格兰医学杂志》的多中心随机对照研究表明，心脏外科术中同期处理左心耳可降低AF患者缺血性脑卒中事件发生率。根据作者的经验，不论何种类型的AF患者，不论术前是否发现有左心房血栓，均应同期处理左心耳。本部分阐明全胸腔镜心脏手术中缝闭左心耳的操作步骤与技术要点。

（一）操作步骤

1. 静吸复合麻醉，经股动、静脉建立体外循环，建立主操作孔与腔镜孔，阻断主动脉并完成灌注后，沿房间沟切开左心房、扩大切口，置入左心房牵开器以改善暴露。

2. 用腱索拉钩探查二尖瓣复合体后，用微创镊子探查左心耳。

3. 用4-0 prolene线自左心耳近端进针跨越其开口（图8-2-4 A），采用Cushing缝合法，将缝线一端连续水平褥式缝合至心耳远端，穿4~5针（图8-2-4 B）。

4. 在缝线另一端带一光滑垫片（图8-2-4 C）。垂直心耳开口将缝线穿至对侧。采用单纯连续缝合法将缝线穿至心耳远端（图8-2-4 D）。在缝线上再套一光滑垫片并打结，完成左心耳缝闭。

（二）技术要点

1. 左心耳缝闭应在射频消融或血栓清除后完成。

2. 在缝合操作前先清晰辨认左心耳开口的位置，缝线应潜行在质地较韧的左心房组织上，而不是质地脆弱的左心耳上。采用光滑垫片可减轻对组织的切割损伤。

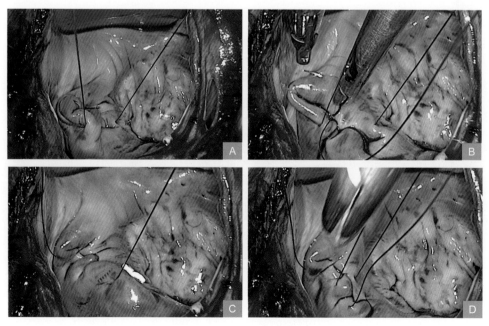

图8-2-4　左心耳缝闭术

A. 用4-0 prolene线穿心耳开口近端；B. 将缝线连续水平褥式缝合至心耳远端；
C. 第一个光滑垫片位置；D. 采用单纯连续缝合法将缝线另一端穿至心耳远端。

第三节　再次全胸腔镜二尖瓣置换术

随着临床器械的迭代更新、手术理念的发展与手术技术的进步，传统正中开胸下初次心脏手术后患者的生存率也随之提高，寿命得以相应延长。而心脏瓣膜病发病率会随着年龄的增长而显著增加，尤其以退行性心脏瓣膜病显著，包括主动脉瓣狭窄、主动脉瓣反流和二尖瓣反流等。同时，由于具有不需要终生服用抗凝药的优点，初次心脏瓣膜手术时选择生物瓣的患者比例明显增加。但由于生物瓣结构性衰败这一缺点，再次二尖瓣置换术不可避免。另外，在所有心脏外科手术后都有可能出现二尖瓣病变，故对再次二尖瓣手术的需求也越来越大。

既往接受过正中开胸二尖瓣置换术的患者，其胸骨后组织与心包及心肌可能发生广泛致密的粘连，如行再次开胸容易损伤右心室等心脏重要结构。而胸腔镜下经第4肋间显露术野，避免了胸骨下粘连组织的分离，胸腔内无粘连的情况下手术操作难度近似于初次胸腔镜二尖瓣置换术。即便存在胸腔内粘连，在能分离出节段升主动脉的情况下，依然可以阻断升主动脉后行停跳下胸腔镜二尖瓣置换术。

一、操作步骤

1. 行全身复合麻醉，双腔气管插管。

2. 患者取仰卧位，头低脚高，右侧抬高20°～30°，悬吊右臂暴露右侧胸廓，胸部贴体外除颤电极片，常规放置经食管超声探头。确定切口及股动、静脉插管位置后，消毒、铺无菌单。

3. 分离股动、静脉。肝素化后，视血管直径选择合适的管道行股静脉、股动脉插管。由麻醉师经皮穿刺右颈静脉行上腔静脉插管，联合股静脉插管以加强引流，保证术野干净。

4. 单肺通气后，于右胸第4肋间腋前线往锁骨中线做一3～3.5cm的切口，即主操作孔，随后于第4肋间近腋后线做一约1.5cm的切口，即腔镜孔。

5. 调试、启用腔镜后，以全流量维持心肺转流，调整下腔静脉插管深度，使心脏得到充分引流。通过腔镜视野探查胸腔内粘连情况，在粘连情况尚可的情况下尝试行主动脉阻断。

6. 经主操作孔仔细松解胸膜粘连，通过组织抓钳抓取少部分粘连于升主动脉管壁的组织（图8-3-1 A），随后用电刀以电凝模式20 W小心切除以暴露升主动脉。然后用心包线悬吊粘连组织（图8-3-1 B），在心包线的牵拉作用下进一步进行升主动脉部分节段的游离，以使得阻断钳能完全通过升主动脉，达到完全阻断。

7. 识别膈神经，在无法明确的情况下可利用磨砂头、吸引器头等通过钝性分离或电刀轻微烧开粘连组织找到右肺静脉入左心房处（图8-3-1 C、D），以确定平行房间沟的左心房切口。

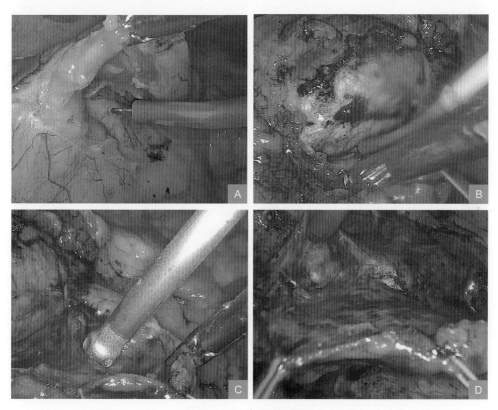

图8-3-1　分离粘连组织

A. 通过组织抓钳抓取少部分粘连于升主动脉管壁的组织，利用电刀小心分离；
B. 用心包线悬吊粘连组织，在心包线的牵拉作用下加强暴露；C. 利用磨砂头钝性分离粘连组织；D. 通过电刀灼烧显露右肺静脉入左心房处。

8. 再于暴露完整的升主动脉节段处缝制一常规荷包后插入长灌注针，连接灌注管道，排气。

9. 阻断升主动脉（图8-3-2 A），灌注心肌保护液使心脏停跳。

第八章 ▼
全胸腔镜二尖瓣置换术

10. 首先放置左心房拉钩杆并连接二氧化碳管，持续吹入二氧化碳，流速为1L/min。不分离悬吊心包，直接平行房间沟切开心包和左心房（图8-3-2 B），暴露二尖瓣，放置左心引流管至左下肺静脉开口以引流肺静脉回血（图8-3-2 C），同时可通过房间隔观察股静脉插管是否在右心房内，判断置入深度，进而调整以利于达到最佳引流效果。置入左心房拉钩，通过调整牵拉左心房顶组织增强暴露（图8-3-2 D）。

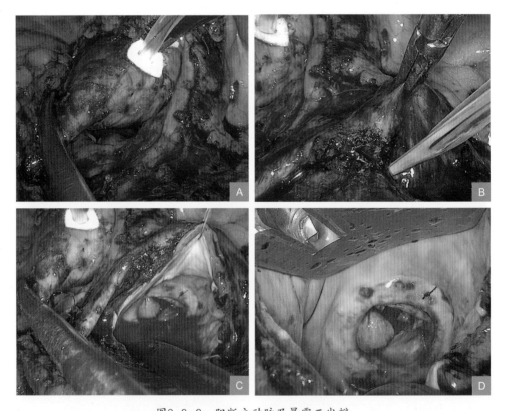

图8-3-2　阻断主动脉及暴露二尖瓣
A.将阻断钳完全通过升主动脉后行阻断；B.用尖刀直接切开心包和左心房；
C.将左心引流管置入左下肺静脉；D.置入左心房拉钩显露二尖瓣。

11. 于11点钟方向在原生物瓣瓣环上沿顺时针方向用电刀灼烧增生组织，尽量保留原瓣环。灼烧后可显现原先缝合的涤纶线结，可用于抓取提吊原生物瓣便于更好地使用电刀分离。但如原先的涤纶线结过短而不利于抓取，可重新用心包线穿过原生物瓣瓣环表面做悬吊用（图8-3-3 A）。

12. 因室腔空间小，长时间使用电刀很容易积聚烟雾，影响术野暴露，故此时可改用尖刀沿着灼烧痕迹切开原生物瓣与瓣环的连接。如增生组织过多，则可换用电刀继续灼烧后再用尖刀，依据情况灵活切换电刀与尖刀的使用。

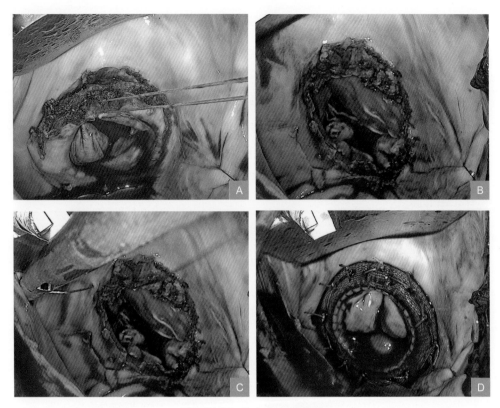

图8-3-3　再次二尖瓣置换

A. 用心包线穿过原生物瓣瓣环表面做悬吊以分离原生物瓣；B. 拆除原生物瓣后；C. 于11点钟方向从左心室面进针缝第一针带垫片涤纶线，垫片位于左心室面；D. 缝制后的新生物瓣注水试验。

13. 最后分离的位置为5点钟至8点钟方向，待完整分离后取出原生物瓣（图8-3-3 B），通过吸引器将灼烧后的残留碎屑吸除干净。测量选用合适的人工瓣膜后，从左心室面进针，于11点钟方向缝第一针带垫片涤纶线，垫片位于左心室面（图8-3-3 C），沿着顺时针方向缝完剩余的带垫片涤纶线。

14. 随后按对应位置将涤纶线缝出人工瓣膜，于涤纶线上打水后小心地将人工瓣膜降至二尖瓣位，随后逐一检查涤纶线是否缠绕，垫片是否翻转。

15. 人工瓣膜落座完全并检查无误后便开始打结，同样也先从后瓣P2处的缝线开始，沿顺时针方向至前瓣完成一侧的缝线打结，随后另一侧的缝线则以逆时针方向完成打结。

16. 注水试验（图8-3-3 D）。快速向左心室注水，观察反流情况。

17. 按胸腔镜心脏手术常规操作：主动脉倒抽排气，心脏除颤复跳，逐步撤离体外循环，逐层止血关胸，留置胸腔引流管。

二、技术要点

1. 用胸腔镜探查胸腔内粘连情况时，应判断能否游离出节段升主动脉行阻断，以决定是否行停跳下再次二尖瓣置换术。对于老年患者，术前也应完善主动脉全层CT检查，了解升主动脉、腹主动脉、髂总动脉等血管的情况，了解动脉粥样硬化斑块的分布，如主动脉根部钙化严重无法阻断时，则行室颤下或不停跳下手术；如股动、静脉畸形或钙化斑块分布密集无法建立外周体外循环时，则应选择正中开胸。

2. 术前应减少不必要的分离，分离均以暴露术野为目的，应尽量利用磨砂头、吸引头等进行钝性分离；同时也利用心包线悬吊被分离组织，在牵拉作用下分离则事半功倍。同时可在电刀套一胶管，刀头露出3～5cm，以防灼烧范围过大。

3. 在拆除原人工瓣膜时，由于机化的原因，常有组织覆盖在原人工瓣膜上，可用电刀先灼烧原人工瓣膜的瓣环，避免直接灼烧残余的人体瓣环组织，尽可能多地保留人体瓣环组织。同时建议从11点钟方向逆时针开始分离，最后分离6点钟至8点钟方向，这样有利于通过提拉已分离部分来增加暴露。

4. 沿瓣环缝合新的瓣膜，将缝线垫片置于左心室面，于左心房面出针，可降低操作难度及避免瓣周漏。在二尖瓣前瓣12点钟方位完成缝合后，如腔镜观察困难，可用喉镜观察缝针与垫片的位置，防止撕裂和瓣周漏。

5. 对于主动脉粘连难以分离者，也可以不阻断主动脉，而是在体外循环心室颤动下完成再次手术。注意在切开左心房之前，务必先吹入二氧化碳。

▶ **本章视频**

| 全胸腔镜二尖瓣置换术 | 全胸腔镜迷宫IV射频消融术及左心耳缝闭 | 全胸腔镜左心房血栓清除术 | 全胸腔镜再次二尖瓣置换术 | 全胸腔镜二尖瓣置换术（第三次心脏手术） |

第九章

全胸腔镜二尖瓣成形术

09
Chapter

第一节 全胸腔镜二尖瓣成形术

全胸腔镜下二尖瓣成形术是胸腔镜心脏手术中具有挑战性、难度较高的手术之一。每一例二尖瓣成形术可能包括瓣环成形、瓣叶成形、腱索重建、乳头肌松解中的一项或多项，当中涉及的技术操作相对复杂。术者需充分理解正常二尖瓣装置、瓣叶功能及活动特点，掌握并灵活运用多种成形技术处理不同类型的二尖瓣病变。其实，在胸腔镜下观察二尖瓣优于正中开胸或直视下的暴露，在进行操作前需仔细探查二尖瓣：从前瓣A1、A2、A3，到后瓣P1、P2、P3，再到前后交界，包括瓣下结构，了解病变部位是否与术前心脏超声诊断相符合。本节将对不同成形技术进行详细介绍。

一、二尖瓣瓣环成形术

（一）相关解剖结构

二尖瓣瓣环成形术多指人工瓣环置入，其旨在环缩扩大的二尖瓣瓣环，或者限制二尖瓣瓣环继续扩张以及重塑二尖瓣瓣环的几何形态。前外交界和后内交界将二尖瓣瓣环分为前瓣环和后瓣环，对应着瓣膜的前叶和后叶。左、右纤维三角是辨识前瓣环和后瓣环的重要解剖标志：前瓣环是左、右纤维三角和主动脉瓣环的延续部分，其长度在心动周期中较为固定，后瓣环较前瓣环伸展性更大，二尖瓣关闭不全所致的瓣环扩张以后瓣环最为显著。在二尖瓣瓣环成形术中，清楚辨别二尖瓣前后交界和左、右纤维三角非常重要。

（二）操作步骤

1. 心脏停跳后，沿房间沟打开左心房，放置左心引流管至左下肺静脉开口以引流肺静脉回血，使用左心房拉钩，充分暴露左心房、二尖瓣及瓣下结构。

2. 探查瓣膜病变情况，决定行二尖瓣瓣环成形术。

3. 辨认纤维三角，留置前瓣环缝线：用腱索拉钩勾起二尖瓣前叶向下牵拉，绷紧前叶可见皱褶指向两个纤维三角。以微创镊子轻捏前叶，适当给予拉力，绷紧前叶，用微创针持以反针的方式夹持2-0涤纶线，先后留置于左、右纤维三角处，随后以同样的方式留置前叶纤维三角之间的2-0涤纶线（图9-1-1 A）。

4. 测量瓣环，选择合适的人工瓣环：经主切口送入测瓣器，测量两个纤维三角的距离，用腱索拉钩勾起前叶使其充分展开，对比前叶高度是否与测瓣器相

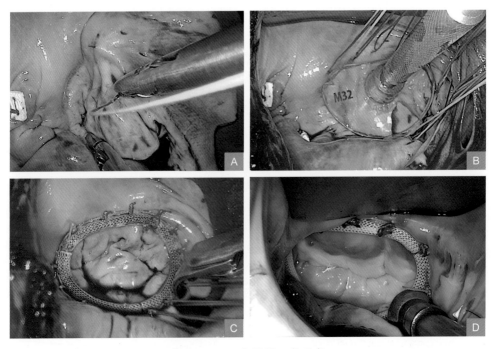

图9-1-1　二尖瓣瓣环成形术

A. 瓣环置线；B. 匹配瓣环型号；C. 剪线；D. 注水试验评估成形效果。

匹配，选择合适的人工瓣环型号（图9-1-1 B）。

5. 留置后瓣环缝线：从后瓣环右纤维三角侧开始，用微创针持以正针的方式夹持2-0涤纶线，顺时针方向间断缝合，以合适的针距留置后瓣环缝线。

6. 识别人工瓣环中前瓣环和后瓣环的相应位置，分别将前瓣环缝线、后瓣环缝线均等地缝在人工瓣环相对应的位置上。

7. 送入人工瓣环，排除缝线缠绕，收紧缝线，拆除持环器。将缝线打结后剪断（图9-1-1 C）。

8. 注水试验：向左心室注入冰生理盐水，观察瓣膜对合情况，有无反流，还可用亚甲蓝标注瓣叶闭合位置，测量对合高度（图9-1-1 D）。

（三）技术要点

1. 避免出现医源性副损伤。准确、仔细辨别二尖瓣瓣环位置非常重要，留置在瓣叶或心房上的缝线有可能造成迟发性的瓣叶或心房组织撕裂，导致严重的瓣膜反流或血肿。如遇瓣环辨认不清的情况，可利用腱索拉钩勾起瓣叶，明确瓣叶和心房组织的交界，向心房侧稍偏移即是合适的缝合部位。此外，缝合过深有可能损伤主动脉瓣继而引起主动脉瓣反流，损伤左心室可导致左心室破裂。操作过程应细致，行针要避免过深或过浅。

2. 关于人工瓣环型号的选择：和正中开胸选择瓣环方法一样，使用不同品牌及大小的测环器测量交界间距以及前叶高度，综合考量选择瓣环。

二、二尖瓣瓣叶成形术

二尖瓣瓣叶处理技术包括楔形切除、瓣叶削薄、交界缝闭、补片扩大等。

（一）楔形切除

楔形切除适用于局限性后叶P2脱垂、冗长，是纠正二尖瓣后瓣脱垂的经典和有效方法。

1. 用腱索拉钩探查后叶脱垂情况，确定P2脱垂且后叶冗长，明确楔形切除范围。该范围不宜过宽，以免影响后叶的活动度和前、后瓣叶的对合高度。

2. 于P2边缘置牵引线悬吊于左心房壁，充分暴露二尖瓣后叶（图9-1-2 A）。

3. 用微创镊子提起P2，小心地从主切口送入尖刀，在切除范围的右侧，自游离缘向瓣环方向切开瓣叶（图9-1-2B）。在切除时放慢速度，边切边看瓣下结构，勿损伤邻近的正常腱索。

4. 小心退出尖刀，经主切口送入微创剪刀，沿着瓣叶根部向左剪除冗长瓣叶。

5. 对合剩余的瓣膜后叶，用微创针持以正针的方式夹持5-0 prolene线，自游离缘向瓣环方向行间断内翻或连续锁边缝合，对合两侧瓣叶，注意缝合宽度及针距适中，避免缝合所致瓣叶挛缩（图9-1-2C）。

6. 缝制两层线后，于瓣叶根部打结（图9-1-2D）。

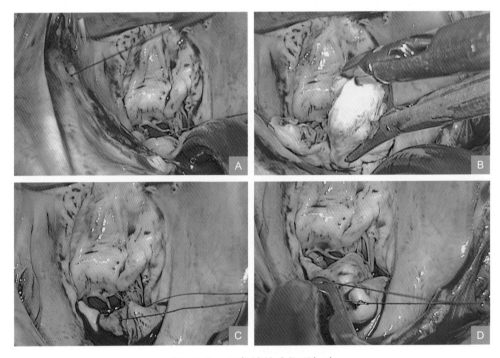

图9-1-2 二尖瓣瓣叶楔形切除

A. 置牵引线辅助暴露瓣叶；B. 矩形切除P2；C. 对合瓣叶，缝合起始
部位；D. 缝合毕，打结。

（二）瓣叶削薄

风湿性心脏病可导致瓣叶增厚，影响瓣叶活动度导致瓣膜狭窄或关闭不全。近年来，对于部分风湿性二尖瓣病变的患者（前后交界融合、瓣叶增厚而无明显钙化、瓣叶有足够长度、腱索无广泛融合缩短），可采取交界切开+瓣叶削薄的办法，以恢复瓣叶活动度及开口面积，增加对合。

1. 用微创腱索拉钩探查二尖瓣，明确瓣叶增厚和交界融合的情况并确定交界的位置（图9-1-3 A、B）。

2. 于左、右纤维三角处分别缝制成形线，适当绷紧，使前叶和前瓣环得到充分伸展，用尖刀或微创剪刀打开融合的前交界和后交界（图9-1-3 C、D）。

3. 行注水试验，评估修复的可行性。如果前后瓣对合好且无明显反流，可以继续做修复，否则建议行瓣膜置换。

4. 于P2区域后瓣环处分别缝制成形线，向两侧牵拉、绷紧，此时左手持微创镊子提拉后叶即可使瓣叶保持一定张力。在瓣叶增厚最明显处，用剥离子或微创镊子逐步剥离瓣叶增厚部分。该步操作的难点在于要求术者在腔镜下有较好的操作手感，能找到原有瓣膜和病变增厚部分之间的层次进行剥离。此外，针对难以剥离的钙化灶和斑块，可灵活采用咬骨钳、组织剪等多种器械辅助处理（图9-1-3 E）。

5. 将瓣叶左心房面，从瓣环根部逐步向对合缘剥离。剥离后的瓣叶变得柔软、活动性好，对合高度亦增大。

6. 行注水试验，若瓣叶舒张局部受限致对合不良、反流，应探查瓣下边缘腱索、二级腱索是否融合、缩短，通过切除该腱索或切开相应的乳头肌可改善瓣叶开合（图9-1-3 F）。

7. 后续行瓣环成形术，固定人工瓣环（图9-1-3 G、H）。

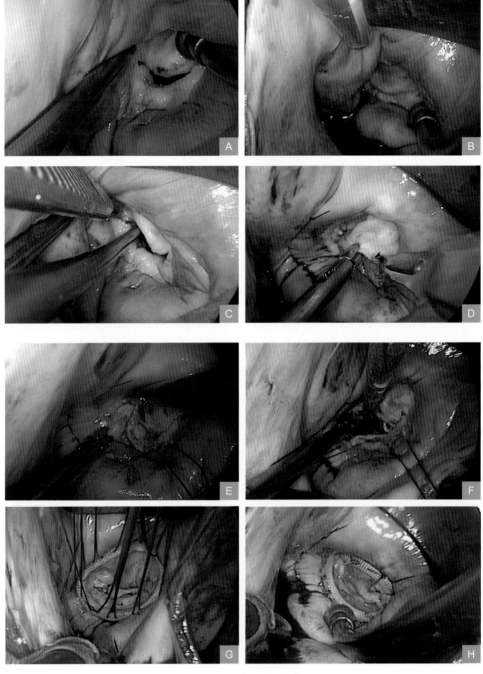

图9-1-3 修复风湿性病变

A.风湿性病变致二尖瓣开口狭窄；B.瓣叶对合欠佳；C.切开前交界；D.切开
后交界；E.剥离增厚组织；F.切开乳头肌；G.瓣环成形术；H.注水试验。

（三）交界缝闭

该技术可用于退行性病变致交界区局限性脱垂的情况。通过注水检查明确脱垂后，用微创针持以反针的方式夹持一根 5-0 prolene 线，从交界瓣叶边缘向瓣环方向连续锁边缝合，注意针距适中、均匀，使用推结器打结，完成交界缝闭（图9-1-4）。

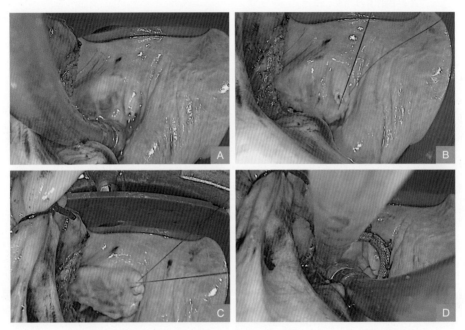

图9-1-4 二尖瓣瓣叶交界缝闭

A.评估交界区反流情况；B、C.交界区缝闭；D.行注水试验评估成形效果。

（四）补片扩大

该技术多用于二尖瓣瓣叶短小、对合高度不足的病例，操作相对复杂。可用尖刀或微创剪刀在距离瓣环1~2mm处、前后交界之间，平行瓣环将前叶切开。裁取长椭圆形、大小合适的人工补片，以5-0 prolene线将人工补片以连续锁边缝合的方式缝制于瓣叶上（详见第十三章）。

人工补片的大小：可用测环器测出二尖瓣前瓣环长度，依此长度裁剪出与测环器大小相同的人工补片。

三、二尖瓣腱索成形术

腱索成形多指人工腱索植入。无论是前瓣还是后瓣脱垂均可用人工腱索来处理，为在全胸腔镜下修复二尖瓣脱垂时应用最多的方法。根据脱垂节段的数量和使用习惯，术者可采用可调节人工腱索和固定长度人工腱索（Loop技术）植入。

（一）操作步骤

1. 可调节人工腱索植入。

（1）左心房、二尖瓣、左心室暴露良好，伸入腱索拉钩探查腱索断裂/冗长情况，寻找合适的乳头肌备用，剪除腱索断端（图9-1-5 A）。

（2）用微创针持以正针或反针的方式夹持CV-4或CV-5 Gore-Tex线，穿过目标乳头肌的纤维结构或者厚实不易割裂的部位（图9-1-5 B）。如果乳头肌偏细，可加用垫片褥式缝合穿过乳头肌来置线，也可以用"8"字缝合在乳头肌近端。

（3）Gore-Tex线两头均自心室面向心房面分别穿过病变腱索附着的瓣叶游离缘（选择相对增厚的部位）各连续缝合2针，两头缝线之间的距离不超过5 mm（图9-1-5 C）。每个线头也可只缝一针，便于在理想的瓣叶对合高度打结。

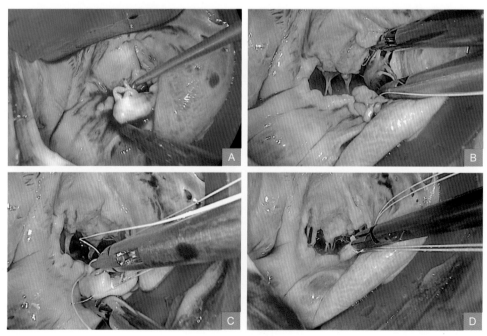

图9-1-5 二尖瓣腱索成形术
A. 探查脱垂部位；B. 将人工腱索固定于乳头肌；
C. 将人工腱索穿过瓣叶游离缘；D. 调节人工腱索长度。

（4）待所有人工腱索植入完毕后，通过注水试验明确瓣叶对合高度，调整人工腱索长度，确认无误后打结、剪除多余缝线（图9-1-5 D）。如果植入多条人工腱索就需要在确定长度后先打结，以免影响手术视野。

2. 固定长度人工腱索植入。

固定长度人工腱索植入主要包括Loop技术。若连于同一组乳头肌的多条腱索出现病变需要行多根人工腱索植入时，可以预先制作一组长度合适的腱索组（图9-1-6）。

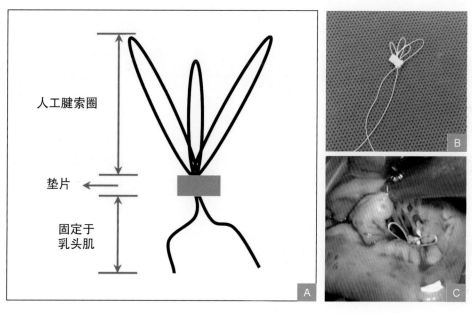

人工腱索圈

垫片

固定于
乳头肌

图9-1-6　Loop技术
A、B.人工腱索圈预制；C.人工腱索圈植入。

采用Loop技术时，宜于麻醉后使用经食管心脏超声测量人工腱索的长度（即乳头肌至脱垂部位瓣膜对合缘的长度），术中用游标卡尺、CV-4或CV-5 Gore-Tex线制作对应长度的"腱索圈复合体"，并通过光滑垫片固定于乳头肌，最后用CV-5 Gore-Tex线穿过腱索圈及缝于脱垂瓣叶的对合缘并打结固定。该方法无须在术中反复调整人工腱索的长度，但需要术者在术前行经食管超声时确认人工腱索的长度和拟缝合位置，以减少误差，这对超声医师测量精准度及手术医师缝置精准度要求较高。如腱索长度不足，可使用Loop-in-loop技术进行弥补（图9-1-7）。

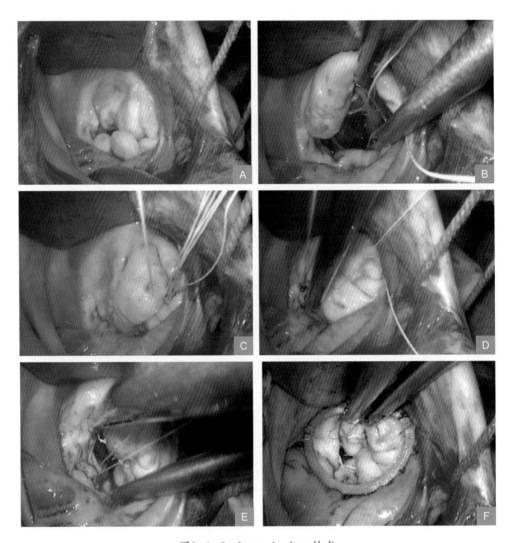

图9-1-7　Loop-in-loop技术

A.探查提示二尖瓣前、后叶脱垂；B.将预制腱索圈固定于后乳头肌；C.将第
二根人工腱索穿过脱垂瓣叶；D.调整长度后打结；E.将另一预制腱索圈固定
于前乳头肌；F.联合其他成形技术。

（二）技术要点

1. 二尖瓣成形涉及多种成形方法，每一例病例需要使用其中的一种或多种。熟练应用不同技术才能达到良好的成形效果。

2. 植入人工腱索时不能跨越瓣膜中线；Gore-Tex线是滑线，在瓣叶侧打结时，切忌过度用力，避免人工腱索长度逐渐缩短。可通过自绕或穿过瓣缘两次的方式，以使打结时不容易下滑而固定在理想高度。

3. 若需要在多区域行人工腱索植入，应从后内侧往前外侧进行，如从A3、P3区域往A1、P1区域进行，可减少人工腱索之间的干扰。

4. 对于脱垂宽度较大的病例，在中央植入单根人工腱索即可解除反流，但瓣叶受力不均可拖累邻近腱索，造成潜在的复发风险。此时应使用2根以上人工腱索，分别植于前、后乳头肌，使压力负荷可以向两侧传递，保证远期效果。

5. 在植入瓣环和人工腱索后还有部分反流时，可用亚甲蓝标记该反流点，再使用magic stitch或增加人工腱索。

6. 应用Loop技术需要在术前根据TEE来测量前、后瓣腱索的正常长度，一般后瓣腱索长度不超过16mm，前瓣腱索长度不超过20mm。

四、Barlow综合征二尖瓣成形术

广泛性瓣膜组织冗余增厚及瓣环扩张是Barlow综合征特征性的病理改变，其常导致Carpentier Ⅱ型瓣膜功能障碍。二尖瓣叶的对合面因组织增多而升高，当游离缘跨越瓣口时即可导致反流发生。此外，腱索延长、断裂也常导致瓣叶脱垂，严重者会合并有瓣环和乳头肌钙化、瓣环分离（mitral annulus disjunction，MAD）等。

（一）操作步骤

1. 心脏停跳后，沿房间沟打开左心房，放置左心引流管至左下肺静脉开口以引流肺静脉回血，经主切口送入左心房拉钩叶片，充分暴露二尖瓣及周围结构。

2. 用腱索拉钩探查瓣叶、瓣下结构，明确多节段病变（整体瓣叶组织冗余，以P2最为显著，瓣缘呈波浪状、对合不佳），拟联合采用瓣叶切除和人工腱索植入技术进行修复（图9-1-8 A、B）。

3. 用微创镊子提起P2，从主切口送入尖刀或剪刀，在切除范围的右侧纵向切开瓣叶。

4. 小心退出尖刀，经主切口送入微创剪刀，平行瓣环向左剪除冗长瓣叶，切除后空缺呈矩形（图9-1-8 C）。

5. 为避免二尖瓣前叶收缩期前向运动发生，应评估残余瓣叶高度，如过高可用微创剪刀自接近瓣环处向两侧做楔形切除（滑行技术），使后叶高度降至15mm，再用5-0 prolene线完成来回连续缝合，闭合该楔形缺损，并将瓣叶固定

于瓣环（图9-1-8 D）。

6. 对矩形切除处的后瓣环以"8"字缝合折叠瓣环；对合剩余的左、右侧瓣叶，用微创针持以正针的方式夹持5-0 prolene线，自游离缘向瓣环行两道连续缝合，于瓣环处打结（图9-1-8 E）。

7. 于脱垂节段（A2、A3处）行人工腱索植入术，将Gore-Tex线固定在乳头肌后自心室面向心房面穿过瓣叶游离缘2次形成可调式活结。通过注水试验明确

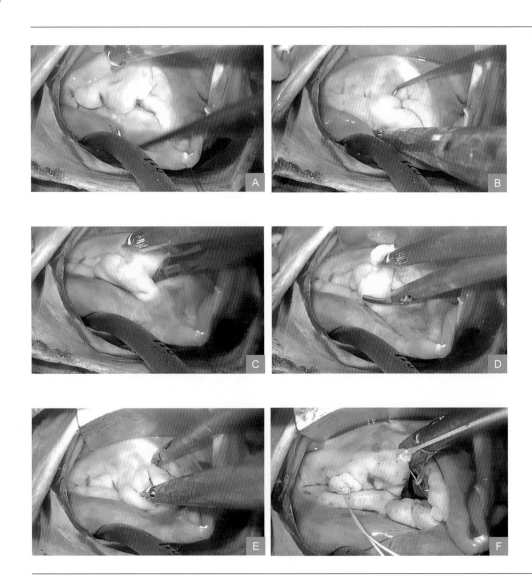

瓣叶对合情况，调整人工腱索长度后打结、剪除多余缝线（图9-1-8 F）。

8. 行注水试验，若瓣叶对合情况好，无明显反流，腱索打结后行瓣环成形术（图9-1-8 G、H）。

9. 再次行注水试验，若仍有局部瓣叶（P1、P2交界处）过高、脱垂，可于该区域行局部切除或人工腱索植入术（图9-1-8 I、J）。

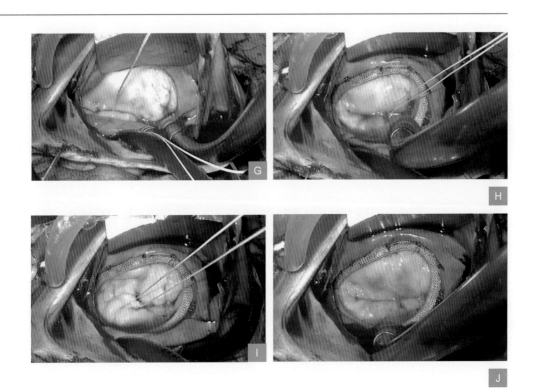

图9-1-8　Barlow综合征二尖瓣成形术

A、B.探查二尖瓣装置结构；C.矩形切除；D.楔形切除；E.缝合两侧瓣叶及瓣环折叠；F.前瓣人工腱索植入术；G.注水试验；H.瓣环成形术；I.人工腱索植入术纠正残余反流；J.注水试验。

（二）技术要点

1. 二尖瓣后叶常广泛受累，在P2处行矩形切除并向两侧瓣叶基底部行楔形切除以降低高度后，通常可形成良好对合缘。此时若注水试验显示明显结构不良，应先纠正后再行瓣环成形术，减少操作时限。

2. 矩形切除联合基底部楔形切除可有效降低后瓣叶高度，若切除范围大，应采用Sliding技术以减少对合两侧时的张力。

3. 瓣叶组织冗余会使对合缘处存在皱褶而反流，可行瓣叶切除或折叠技术。

4. 瓣环型号大小由前瓣叶宽度和高度决定。对于Barlow综合征患者，多使用36mm以上的全环。

5. 对于部分中央性反流的Barlow综合征患者，可用大号成形环纠正，注水试验并蓝染后看后瓣的对合高度，如果超过1.5cm通常需要降低高度，避免二尖瓣收缩期前向运动。

6. 对于MAD的部位，可用带垫片缝合加固。

第二节　再次全胸腔镜二尖瓣成形术

在开胸心脏手术后胸腔内结构常常形成致密的组织粘连，难以分离且容易出血，尤其是升主动脉阻断位置。针对此类患者，可行心脏不停跳下或室颤下全胸腔镜再次二尖瓣手术，无须阻断升主动脉，避免再次开胸，减少分离粘连的操作。

一、操作步骤

1. 全身复合麻醉，双腔气管插管。

2. 患者取仰卧位，头低足高，右侧抬高 20°~30°，悬吊右臂暴露右侧胸，胸部贴体外除颤电极片，常规放置经食管超声探头。确定切口位置及股动、静脉插管位置后，消毒、铺无菌单。

3. 分离股动、静脉。予肝素，在ACT>300s后，视股动、静脉的直径选择合适的管道行股动脉和股静脉插管。由麻醉师经皮穿刺右颈静脉行上腔静脉插管，联合股静脉插管引流，保证术野清晰。

4. 单肺通气后，于右胸第4肋间腋前线往锁骨中线做一3～3.5cm的切口——主操作孔，随后于第5肋间近腋后线做一约1.5cm的切口——腔镜孔。

5. 调试、启用腔镜后，全流量心肺转流，调整下腔静脉插管深度，使心脏得到充分引流。通过腔镜视野探查胸腔内粘连情况，如粘连致密且广泛，难以分离升主动脉而影响阻断，则采用在心脏不停跳或诱导室颤下手术。

6. 经主操作孔仔细松解胸膜粘连，于升主动脉处分离出一荷包大小的升主动脉壁，缝制荷包后插入长灌注针，经长灌注针持续倒抽排气（图9-2-1）。

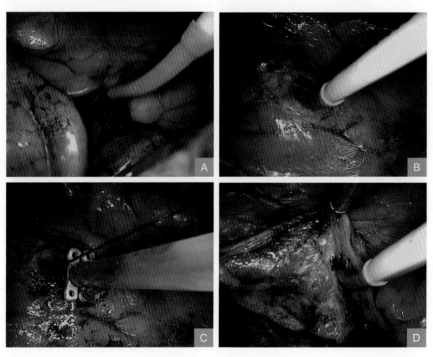

图9-2-1 分离粘连组织

A. 用电刀分离胸腔内粘连；B. 分离出一荷包大小的升主动脉前侧壁；C. 插入长灌注针，经长灌注针持续倒抽排气；D. 辨认膈神经，通过电刀灼烧显露右肺静脉入左心房处。

7. 通过体外循环自然降温至30℃左右，并予诱导室颤，持续吹入CO_2气体充满胸腔。辨认右膈神经并游离，于膈神经下方1cm处平行房间沟直接切开心包和左心房，放置左心引流管至左下肺静脉开口以引流肺静脉回血，经主切口送入左心房拉钩叶片，充分暴露左心房、二尖瓣及瓣下结构（图9-2-2 A、B）。

8. 视二尖瓣探查和注水试验的情况，选择合适的成形技术，如矩形切除、瓣叶裂缺修补、削薄增厚的瓣叶、交界缝闭、补片扩大、人工腱索植入和瓣环植入等（图9-2-2 C）。

9. 通过注水试验观察反流情况，还可用亚甲蓝标注瓣叶闭合位置，测量瓣叶对合高度（图9-2-2 D）。

10. 按胸腔镜心脏手术常规操作：主动脉倒抽排气，心脏除颤复跳，逐步撤离体外循环，逐层止血关胸，留置胸腔引流管。

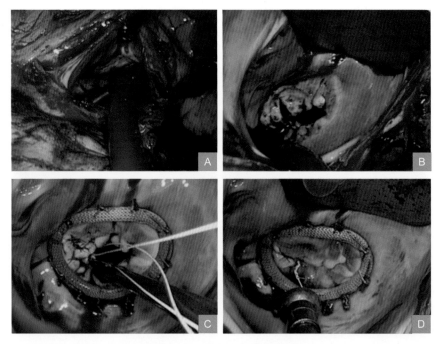

图9-2-2　再次二尖瓣成形术

A. 诱颤后，用尖刀直接切开心包和左心房；B. 置入左心房拉钩显露二尖瓣，利用神经钩探查瓣叶并行注水试验；C. 缝闭A1裂隙，缝成环形，并植入Gore-Tex人工腱索；D. 注水试验结果满意。

二、技术要点

1. 再次手术的患者常有致密、广泛的胸腔内和心包内组织粘连，这导致分离时一方面创伤大，分离耗时、耗力，容易损伤大血管、心肺等重要组织器官，另一方面分离面出血点多，止血困难。因此应在应用腔镜探查粘连情况后，做出合适的决策，如在心脏不停跳或室颤下手术。同时，减少不必的粘连松解以减少创伤及操作，如直接平行房间沟切开心包和左心房，如有多余组织阻挡术野，可利用心包线经腔镜孔悬吊，以更好地暴露术野。

2. 在心脏不停跳或室颤下手术对体外循环的静脉引流要求较高，广东省心血管病研究所多采用经皮上腔静脉插管联合股静脉插管进行负压静脉引流，再联合心内吸引达到满意的引流效果，以保证术野清晰。但持续跳动的心脏也对术者完成精细操作提出更高要求。维持心室颤动可降低缝合人工瓣环或植入人工腱索的难度。

3. 对于不停跳下心脏手术的最大关注在于排气管理，如果未能及时排出心内气体，气体极易通过升主动脉进入体循环造成空气栓塞，故制定合适的排气方案是预防围手术期卒中的关键。针对排气管理，广东省心血管病研究所常采取如下措施：

（1）取头低脚高的体位。

（2）体外循环建立后，于升主动脉常规插入长灌注针保持负压吸引排气。

（3）术中保证胸腔中持续有CO_2吹入以排出空气。

（4）由麻醉师及体外循环师协作维持平均动脉后压在50 mmHg以上，以使主动脉瓣关闭，避免空气经此进入升主动脉。

▶ **本章视频**

二尖瓣瓣环成形术

二尖瓣瓣叶成形术1
（楔形切除）

二尖瓣瓣叶成形术2
（瓣叶削薄）

二尖瓣瓣叶成形术3
（交界缝闭）

二尖瓣瓣叶成形术4
（人工腱索植入）

二尖瓣瓣叶成形术5
（Loop技术）

二尖瓣瓣叶成形术6
（Barlow综合征）

二尖瓣瓣叶成形术7
（Barlow综合征）＋
三尖瓣成形术

二尖瓣成形术
（再次心脏手术）

全胸腔镜三尖瓣手术

第一节 全胸腔镜三尖瓣人工瓣环成形术

在先天性和获得性心脏病患者中,三尖瓣关闭不全的情况比较常见。三尖瓣关闭不全分为功能性和器质性两类,其中80%左右为功能性,其余20%为器质性,在我国三尖瓣关闭不全多见于风湿性心脏病患者。功能性三尖瓣关闭不全常继发于左心系统疾病,特别是二尖瓣病变,多是瓣环扩大所致,其中以后瓣环扩张最为明显。对于三尖瓣关闭不全的手术治疗以成形为主,常用的成形方法包括DeVega成形术、Kay's成形术、人工瓣环成形术等。近年来,随着对右心功能、三尖瓣关闭不全治疗的重视,人工瓣环植入的应用越来越多,并且长期随访的结果显示人工瓣环植入的远期效果更优,是目前三尖瓣成形的首选方案。在手术方式上,正中开胸入路是传统的经典方法,但随着技术的发展,经右侧肋间切口的微创手术正成为二尖瓣及三尖瓣手术的发展趋势和热点。本节主要讲述全胸腔镜下三尖瓣人工瓣环植入术的方法及相关注意问题。

一、三尖瓣解剖

与二尖瓣类似,三尖瓣装置由瓣叶、瓣环、腱索和乳头肌组成,按照毗邻结构和方位，可分为前瓣、后瓣、隔瓣。三个瓣叶通过不同的乳头肌附着于右心室心肌，三个瓣叶大小不同，其中前瓣最大，发挥着最主要的功能。前、后瓣叶主要附着于前、后乳头肌。三尖瓣维持正常的功能有赖于这些结构的完整性，右心室扩大、乳头肌移位、腱索断裂或延长、瓣环扩大、瓣叶穿孔、瓣叶或腱索挛缩都会造成不同程度的三尖瓣关闭不全。后瓣起源于心室游离壁，最易扩张；隔瓣与右心室纤维支架相连，相对固定，不易扩张。这是外科医生选择人工三尖瓣环大小的解剖基础。

三尖瓣环周围有许多重要的结构，隔瓣、冠状静脉窦口与Todaro腱共同构成Koch三角，房室结位于三角的顶端，三尖瓣手术要避免损伤房室结，以免造成Ⅲ度房室传导阻滞。右冠状动脉毗邻三尖瓣前瓣，有学者发现在7.5%的受试者中，右冠状动脉距离前瓣不到2mm，这给外科手术、经皮介入手术增加了风险。一般来说，隔瓣瓣环较为固定，但隔瓣毗邻传导束、室间隔膜部、主动脉瓣、主动脉窦和冠状静脉窦。三尖瓣人工瓣环植入多采用"C"形环，避开前、隔交界区，可减少传导阻滞、主动脉瓣损伤等并发症发生。通过植入人工瓣环，三尖瓣前瓣环和后瓣环得到固定、环缩，增加瓣叶对合面积，从而减轻三尖瓣反流。

二、操作步骤

1. 按胸腔镜心脏手术常规操作：在股动、静脉插管和颈内静脉插管建立外周体外循环，加用负压吸引，确保充分引流。手术多采用双孔入路（详见第二章），进胸后切开并悬吊心包，于升主动脉根部用3-0 prolene带垫片缝制荷包，固定灌注针，阻断升主动脉，灌注心肌保护液。单纯三尖瓣成形或置换手术也可在心脏不停跳下进行，不停跳心脏手术常规给予持续CO_2吹注右侧胸腔。上腔静脉过带阻断，下腔静脉在不停跳心脏手术时可不阻断。

2. 斜行或纵行切开右心房：切开、悬吊右心房后，暴露房间隔、三尖瓣、冠状静脉窦等心内结构。若右心房游离壁因良好引流而塌陷时，为避免损伤房间隔，可暂时调低静脉负压吸引，短时减少静脉回流至膜肺，充盈右心房后切开心房壁。也有部分术者习惯提起心房壁并用剪刀剪开一小口来避免上述副损伤。单用缝线悬吊有时会导致暴露不良，妨碍手术操作，加用微创专用心房拉钩可获得良好暴露，有利于更快、更好完成手术。

3. 采用微创腱索拉钩探查三尖瓣，如只存在三尖瓣瓣环扩张，瓣叶长度足够，无瓣叶钙化、瓣叶破损或交界融合，则可单纯行三尖瓣人工瓣环植入。如有瓣叶、腱索、乳头肌等其他部位的病变，则需行相应的手术处理。

4. 留置瓣环缝线：沿瓣环缝置2-0涤纶线，用于固定人工瓣环。第1针于三尖瓣瓣环约9点钟处起始，沿顺时针方向间断缝8~10针，最后1针位于三尖瓣瓣环的6点钟左右处，一般不超过冠状静脉窦开口左侧壁正上方的瓣环处。缝针宽度为6~10mm。缝线顺序也可从前、后叶瓣环交界处开始，分别沿逆时针方向缝向前隔交界区，以及沿顺时针方向缝向后隔交界区方向。

5. 瓣环大小的确定：采用测环器测量隔瓣瓣环长度，依此长度选择合适的人工瓣环型号。

6. 识别人工瓣环中前瓣环和后瓣环以及后隔交界区与患者自然瓣环相对应的位置，分别将缝线固定于人工瓣环相对应位置。

7. 送入人工瓣环，注意排除缝线缠绕，收紧缝线，拆除持环器，缝线打结。

8. 以注水试验测试反流情况，缝合右心房切口。图10-1-1为三尖瓣人工瓣环成形的基本过程。

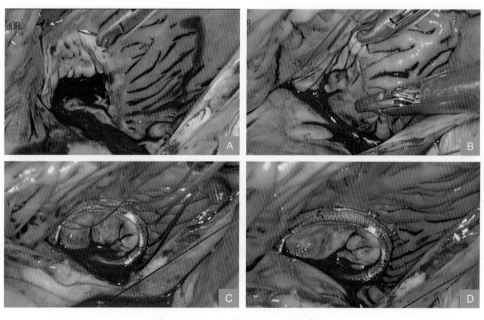

图10-1-1　三尖瓣人工瓣环成形

A. 从前、后叶瓣环交界处沿逆时针向前隔交界区方向缝置瓣环线；B. 从前、后叶瓣环交界处沿顺时针向后隔交界区方向缝置瓣环线；C. 用缝线固定人工瓣环并打结；D. 剪除多余缝线。

三、技术要点

1. 三尖瓣隔瓣毗邻多个重要心脏结构，为避免医源性并发症，在隔瓣瓣环缝置瓣环线时，不能过于接近Koch三角危险区，以免造成Ⅲ度房室传导阻滞。

2. 右心房组织较左心房组织薄，注意进针时针尖潜行不可太深；牵拉、提吊亦要轻柔，避免割裂瓣环。

3. 在前、后叶瓣环缝置成形线时避免进针太深，以免伤及右冠状动脉。

4. 在靠近前、隔交界区缝置瓣环线时，进针要浅，避免进针过深损伤主动脉瓣窦，心脏复跳后形成主动脉右心房分流。

第二节　全胸腔镜三尖瓣瓣叶补片扩大成形术

在我国，后天获得性三尖瓣瓣叶病变导致的关闭不全多见于风湿性心脏病患者，特别是行左心瓣膜术后的风湿性心脏病患者，远期出现重度三尖瓣关闭不全的发生率很高。据文献报道，有7%～27%的左心瓣膜手术后患者、14%～43%的二尖瓣手术后患者发生远期重度三尖瓣关闭不全。在左心瓣膜术后出现三尖瓣反流进行性加重的患者中，三尖瓣瓣环扩张和瓣叶增厚挛缩的情况比较多见。三尖瓣瓣叶增厚、挛缩及交界融合导致瓣叶有效面积不足是这些患者出现三尖瓣关闭不全的主要原因，因此仅行人工瓣环植入术并不能解决三尖瓣关闭不全的问题，有时需要对挛缩瓣叶进行补片扩大，增加瓣叶及对合面面积。在接受再次心脏手术的患者中，由于心包粘连，右心房及右心室增大明显，难于分离主动脉根部，可以在心脏跳动下行三尖瓣手术。采用全胸腔镜微创不停跳下再次三尖瓣手术有如下优点：①避免再次正中锯开胸骨，减少出血。②可观察缝瓣环线时及缝线打结固定瓣环时心率、心律的变化，并随时调整，如牵拉或打结最后一两针缝线时心率有变化，可给予拆除，避免损伤房室结及传导束，减少Ⅲ度房室传导阻滞的发生。③不停跳心脏手术，可避免心肌缺血再灌注损伤。④手术损伤小，患者术后恢复快。

一、操作步骤

1. 胸壁切口及外周体外循环的建立方法及步骤同全胸腔镜微创三尖瓣瓣环成形。麻醉医师经皮穿刺右侧颈内静脉置入上腔静脉插管，通常采用16~18 Fr大小插管；外科医生经腹股沟区切口，完成股动、静脉插管，联合上腔静脉插管建立外周体外循环。在胸壁肋间打孔，无须肋骨撑开器。右侧胸腔持续吹注CO_2气体，再次手术均在心脏不停跳下进行。

2. 插管及静脉引流的改进方法：经右侧颈内静脉和股动、静脉插管建立外周体外循环是常用的方法，改进后也可只经股动、静脉插管，选择比常规大一号的股静脉插管加负压吸引在大部分患者中可提供足够的引流。将股静脉插管深度调节至管端位于下腔静脉和右心房交界处上方1cm处，上、下腔静脉无须阻断。

3. 切开右心房：心脏手术后远期出现的三尖瓣关闭不全，右心房扩大，房壁变薄或增厚的状态较常见，心包粘连难于分离。将右心房壁和心包同时直接纵行切开，用缝线悬吊，充分暴露三尖瓣及周围心内结构。

4. 行瓣叶扩大补片：探查三尖瓣，如果是单纯的三尖瓣瓣环扩大，可直接植入人工瓣环成形。如果瓣叶增厚、卷曲或短缩，有效瓣叶面积不足，可考虑行瓣叶补片扩大术。其方法是：沿三尖瓣前瓣和后瓣根部从前隔交界至后隔交界的范围做一长弧形切开，游离三尖瓣前、后瓣叶；裁剪大小合适的牛心包补片或厚0.4mm的Gore-Tex补片，用5-0 prolene线连续锁边缝合固定补片；补片一侧与三尖瓣瓣环缝合，另一侧与切开的自然瓣叶缝合，扩大前、后瓣叶。补片扩大瓣叶的范围根据瓣叶病变的情况决定，可只扩大前瓣，或只扩大后瓣，如果前瓣和后瓣均出现增厚、卷曲，瓣叶面积不足，则需扩大前、后瓣叶。补片大小通常与所选择成形环大小、形状一致。如存在其他病变，则根据实际需要使用其他修复技术，包括乳头肌根部松解、乳头肌切开、人工腱索植入、交界切开等。补片与瓣环的缝合，可采用连续缝合，也可采用带垫片涤纶线间断缝合的方法。

5. 植入人工瓣环：瓣叶处理完成后，缝置瓣环线，用测环器测量瓣环大小，选择合适的成形环植入。

6. 行注水试验测试瓣叶关闭情况。图10-2-1为三尖瓣瓣叶补片扩大成形术的基本过程。

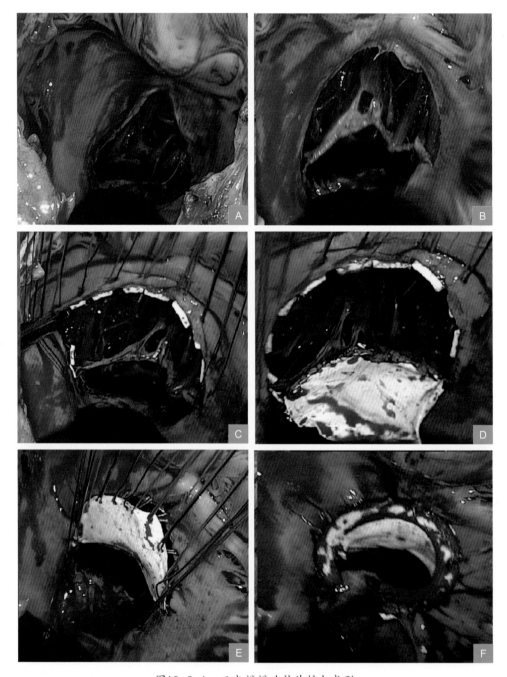

图10-2-1　三尖瓣瓣叶补片扩大成形

A. 右心房面观察三尖瓣见瓣叶增厚、卷曲, 有效瓣叶面积不足; B. 沿瓣根部切开三尖瓣前、后瓣叶; C. 取Gore-Tex补片与三尖瓣瓣环缝合; D. 补片与三尖瓣瓣叶缝合; E. 缝置瓣环线; F. 固定人工瓣环。

二、技术要点

1. 瓣叶根部切开的范围如何确定？主要根据瓣叶病变的情况确定。如果前瓣和后瓣的病变均明显，则根部切开的范围需从前隔交界至后隔交界，充分游离瓣叶，使前、后瓣叶与隔瓣有充分的对合。

2. 补片大小如何确定？平行于瓣环切开瓣根部后，瓣叶下垂，切开的瓣叶游离缘与瓣环之间形成一间隙，可用三尖瓣测环器测量间隙的大小，取牛心包或Gore-Tex补片按测环器的形状和大小，距离测环器边缘2~3mm处裁剪补片。

3. 将心包补片的一侧与瓣环缝合，另一侧与瓣叶的切缘缝合，可采用交锁缝合或单纯连续缝合的方法，缝合过程中缝线牵拉不能过紧，防止瓣叶皱缩。

4. 补片如何选择？牛心包应采用防钙化品种，防止瓣叶修复后过早钙化变硬。Gore-Tex补片有0.2mm、0.4mm、0.6mm3种，其中厚度为0.4mm的Gore-Tex补片比较合适，0.2mm补片太薄，容易撕裂，而0.6mm补片柔韧性不够，易致瓣叶活动受限。

第三节　全胸腔镜三尖瓣置换术

在处理三尖瓣病变时，需尽可能选择成形术，但三尖瓣置换有时无法避免，瓣叶严重病变、感染性心内膜炎瓣叶损毁、成形失败的患者需要考虑三尖瓣置换。

一、操作步骤

1. 全胸腔镜三尖瓣置换术胸壁切口及外周体外循环的建立方法和步骤同全胸腔镜微创三尖瓣人工瓣环成形术。麻醉医生经右侧颈内静脉置入上腔静脉插管，外科医生完成股动、静脉插管，联合上腔静脉插管建立外周体外循环，在胸壁肋间打孔。初次手术可在心脏停跳或不停跳下进行，再次手术可在心脏不停跳下进行，右侧胸腔持续吹注CO_2气体。

2. 插管及静脉引流的方法：外周体外循环的建立可只经股动、静脉插管，其调整方法同全胸腔镜三尖瓣瓣叶补片扩大成形术。

3. 切开右心房（图10-3-1 A）：对于初次手术的患者，依次切开心包和右心房壁并悬吊，暴露三尖瓣。对于再次手术单纯行三尖瓣手术的患者，将右心房壁和心包同时直接纵行切开。

4. 切除病变瓣叶（图10-3-1 B）：探查三尖瓣，确认为无法修复的情况下，可剪除病变瓣叶，也可行全瓣叶保留的三尖瓣置换。

5. 植入人工瓣膜：瓣叶处理完毕后，缝置瓣环线（图10-3-1 C），用测瓣器测量瓣环大小，选择合适的人工瓣膜并植入（图10-3-1 D）。

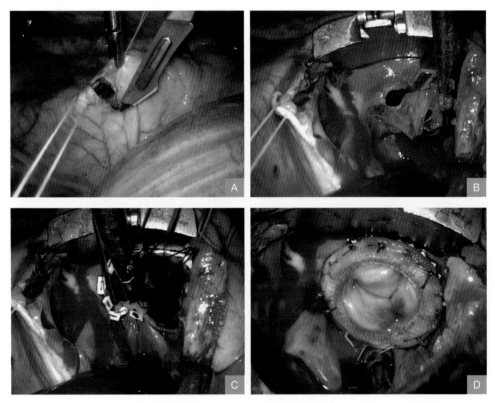

图10-3-1　三尖瓣置换术

A. 切开右心房；B. 切除病变瓣叶；C. 缝置瓣环线；D. 植入人工瓣膜。

二、技术要点

1. 三尖瓣置换术的流程与二尖瓣置换术大致相同，不同的是缝置隔瓣瓣环的缝线时要小心，进针不能过深，以免损伤房室结、传导束、膜部室间隔等重要结构。缝线的垫片可放于右心房面，也可放置于右心室面。在瓣环组织脆弱的情况下，将垫片放置于右心室面可减少瓣环撕裂和瓣周漏的发生，但在隔瓣瓣环处需要避免进针过深。

2. 单纯三尖瓣置换术可在心脏不停跳下进行。这样做的优势在于缝置缝线和三尖瓣缝线打结固定时，能及时从心电监护中发现心率和心律的变化，进而调整缝线的位置和缝合的深度，避免房室传导阻滞的发生。

3. 将三尖瓣人工瓣膜打结固定后，在缝合右心房切口前，可经三尖瓣口注入无菌生理盐水，观察有无瓣周漏存在，并及时处理。

▶ 本章视频

三尖瓣瓣环成形术+
二尖瓣瓣叶成形术　　三尖瓣瓣环成形术
（再次手术）　　三尖瓣瓣叶成形术
（再次手术）　　三尖瓣置换术
（再次手术）

全胸腔镜先天性心脏病纠治手术

第一节 全胸腔镜房间隔缺损修补术

房间隔缺损（atrial spetal defect，ASD）指房间隔上的异常孔状缺损，左、右心房之间的血流可经该缺损相互流通。房间隔缺损的大小和发生位置不定，可分为继发孔型房间隔缺损和原发孔型房间隔缺损。全胸腔镜房间隔缺损修补术作为一项相对简单的全胸腔镜心脏手术，是每个微创心脏外科医生成长、进阶中必经的一环。

一、房间隔缺损分型

继发孔型房间隔缺损可分为4型：中央型缺损（又称卵圆窝型缺损）、上腔静脉型缺损（又称静脉窦型缺损）、下腔静脉型缺损和混合型缺损。

（1）中央型缺损最为常见，占继发孔型房间隔缺损所有类型的80%，缺损位于卵圆窝部位，可合并肺静脉异位引流。

（2）上腔静脉型缺损位于上腔静脉和右心房的连接处，常合并有部分型肺静脉异位引流，右上肺静脉的开口位于右心房或位于左心房靠近缺损的房间隔处。部分病例可见缺损与上腔静脉开口、右上肺静脉开口融合成一个大孔。

（3）下腔静脉型缺损位于房间隔后下方，毗邻下腔静脉、右下肺静脉，可与下腔静脉开口融合。

（4）上述的两种或两种以上类型缺损同时存在即为混合型房间隔缺损。

二、手术步骤

1. 全身复合麻醉、双腔气管插管、经颈内静脉行上腔静脉插管。体位取仰卧位，右侧抬高20°~30°，悬吊右臂或右臂后伸以暴露右侧胸。定位切口位置及股动、静脉插管位置后，消毒、铺无菌单。予肝素，ACT＞300 s后，选择合适的管道行股静脉、股动脉插管。

2. 建立主操作孔、腔镜孔：对于胸廓形态正常（无扁平胸或桶状胸）的患者，位于腋前线第4肋间的主操作孔可比二尖瓣手术的切口更靠前（约2 cm）；相对应地，腔镜孔可更靠近腋前线。

3. 全流量心肺转流，停止呼吸，调整下腔静脉插管深度，使心脏得到充分引流，切开并悬吊心包。游离心包横窦、斜窦。上腔静脉套丝线并阻断，下腔静脉套丝线备用，暂不阻断。预计右心房暴露不佳者，可先预置左心房拉钩。

4. 预估升主动脉阻断位置及灌注针位置，缝制主动脉灌注荷包，插灌注针、连接灌注管道，排气。阻断升主动脉，灌注心肌保护液使心脏停跳。

5. 纵行切开右心房（图11-1-1）：若右心房因良好引流而塌陷明显，为避免不必要的损伤，可暂时调低静脉引流负压，使右心房短暂充盈，以尖刀或剪刀打开一小孔，悬吊该处右心房后，向上、向下剪开右心房并予以悬吊。打开并悬吊后的右心房切口呈矩形，可充分暴露房间隔、三尖瓣、冠状静脉窦等心内结构。

6. 调整心内引流：经缺损的房间隔，将左心引流管放置于左心房内，减少左心来源的回血；体位取头高位（抬高10°~15°），使右心回血向下腔静脉汇聚；调整下腔静脉插管，使开口位于下腔静脉开口处，并调整静脉引流的负压。

7. 修补房间隔缺损：观察、测量房间隔缺损大小，用5-0 prolene线直接连续缝合闭合缺损；如果房间隔缺损比较大，或直接缝闭后可能对周围结构（二尖瓣、三尖瓣、肺静脉等结构）有拉扯影响者，应采用自体心包或牛心包补片修补缺损。缝合的技巧：将修剪好的心包补片固定于主切口附近。使用持针器

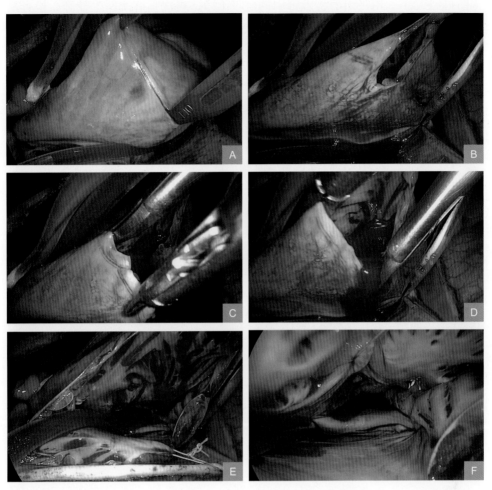

图11-1-1 切开、悬吊右心房，暴露心内结构

A.用尖刀切开右心房；B.在切缘悬吊右心房；C.用微创弯尖向视野上方剪开右心房；D.向视野下方剪开心房；E.进一步沿切缘悬吊；F.充分暴露右心房内结构。

时以正针持针，在全胸腔镜视野下房间隔缺损的10点钟方位缝第1针，随后先沿顺时针方向缝合2～3针，收紧缝线，补片落入缺损处。为避免补片对视线的阻挡，可将其塞入左心房一侧，继续沿顺时针方向连续缝合至4—5点钟方位；随后用缝线的另一端，从缺损的10点钟方位，沿逆时针方向连续缝合，完成修补（图11-1-2）。

8. 左心排气：在缝合最后3～5针时，拔出留置在左心房的引流管，左心房的回血不断增多，逐渐排空左心房内的空气。在打结前，用扁桃钳撑开一个小孔，嘱麻醉医生多次鼓肺，将肺血管内的空气经该小孔排干净后打结

（图11-1-3）。用吸引器将术野中的血吸干净，再次嘱麻醉医生鼓肺，检查是否有残余分流（图11-1-4）。

9. 主动脉根部灌注针改做倒抽排气，开放升主动脉，心脏复跳。

10. 缝闭右心房：将左心引流管置于心包斜窦（即下腔静脉套带）处，吸引右心房回血。用5-0 prolene线自上而下、双层连续缝合右心房切口并开放上腔静脉。

11. 减少心脏引流，行经食管心脏超声检查，明确有无残余分流及气体。若结果满意，则拔出主动脉灌注管。

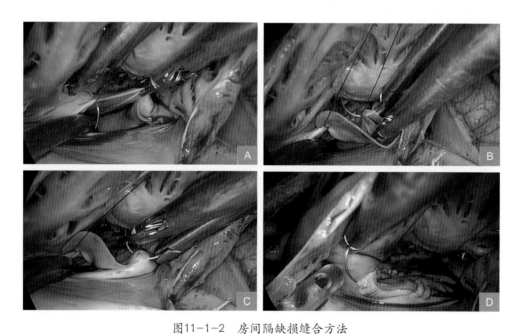

图11-1-2　房间隔缺损缝合方法

A. 将左心引流管置于左心房内；B. 于视野中房间隔缺损10点钟方向缝第1针，再沿顺时针方向连续缝合2~3针后落补片；C. 继续沿顺时针缝至5点钟方向；D. 自10点钟方向以逆时针连续缝合，补全缺损。

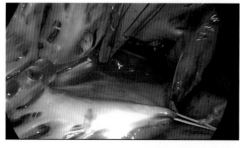

图11-1-3　打结前排空左心及
肺静脉内的气体

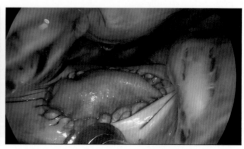

图11-1-4　检查是否存在残余分流

12. 检查右心房切口、主动脉灌注管荷包、上下腔静脉套带处有无出血，拔除颈静脉插管。

13. 停止体外循环，应用鱼精蛋白中和肝素，依次拔除股静脉和股动脉插管。

14. 再次明确心包腔内及心包无出血后，间断缝合心包3～4针。

15. 检查各个胸壁切口出血情况，并止血。腔镜孔留置胸腔引流管，逐层关胸，缝合各个切口。

三、技术要点

1. 打开右心房时，足够长的切口可使右心房及房间隔暴露得更清楚。但对于胸腔小且右心房巨大的患者来说，过长的切口需要足够的悬吊才能充分暴露心房内结构。另外，切口下端过于靠近下腔静脉开口，将不利于切口缝闭和后续止血。

2. 对于有经验的微创心脏外科团队，术中可不阻断下腔静脉，通过调整体位、下腔静脉插管深度、负压引流的压力来获得清晰的术野和良好的心脏引流。反之，对于经验尚浅者，则建议阻断下腔静脉，避免术野回血过多，影响心态和操作流畅度。

3. 关于补片的大小：过小的补片会牵拉周围的组织结构，引起瓣膜反流、静脉回流受阻等医源性并发症。一般情况下，补片比缺损稍大，修剪补片时，应预留3～5mm的缝合位置；此外，过大的补片不但影响缝合，还有可能使房间隔出现反常运动，影响心房功能。

4. 缝合补片的顺序：总的来说，补片的第1针建议起于胸腔镜视野下房间隔缺损的10—14点钟方位，只要在缝合时，补片和器械不影响视野即可。

5. 部分病例可见房间隔缺损的边缘厚薄不一，部分边缘菲薄，将补片缝合于此处易引起撕裂。在测量补片大小时应仔细探查房间隔缺损的边缘，明确缝合的位置，裁剪合适的补片。

全胸腔镜室间隔缺损修补术

室间隔缺损（ventricular septal defect，VSD）是指室间隔上的异常缺损，左、右心室之间的血流可经该缺损相互流通，临床症状取决于左向右分流量的大小及主动脉瓣反流程度。室间隔缺损的胚胎学发生是许多复杂畸形的基础，它可单独发生或合并其他畸形。室间隔缺损的治疗包括传统开胸室间隔缺损修补术、室间隔缺损封堵术、右腋下切口手术及全胸腔镜室间隔缺损修补术。由于室间隔缺损位置变化多，全胸腔镜室间隔缺损手术难度较高，需要有一定腔镜手术经验的外科医生实施。

一、室间隔缺损分型

室间隔缺损的分型方式有多种，目前外科医生更多倾向于Anderson分型，该分型方法将室间隔缺损分为3类：干下型室间隔缺损、膜周部室间隔缺损、肌部室间隔缺损。

1. 干下型室间隔缺损：位于右心室流出道至肺动脉干下的部位，靠近肺动脉瓣，常伴有主动脉瓣脱垂，成人干下型室间隔缺损常伴有不同程度的主动脉瓣反流。

2. 膜周部室间隔缺损：最为常见，位于室间隔缺损膜部，周围有传导束毗邻，也称为隔瓣后型，小型膜周部室间隔缺损可以自然闭合。

3. 肌部室间隔缺损：位于室间隔中下段或心尖部，可单独存在也可为多发缺损，外科修补往往较为困难。

二、操作步骤

（一）干下型室间隔缺损

1. 全身复合麻醉，双腔气管插管，经颈内静脉行上腔静脉插管。

2. 体位取仰卧位，右侧抬高20°~30°，悬吊右臂或右臂后伸以暴露右侧胸。定位切口位置及股动、静脉插管位置后，消毒、铺无菌单。

3. 予肝素，ACT > 300 s后，选择合适的管道行股静脉和股动脉插管。

4. 建立主操作孔、腔镜孔：对于胸廓形态正常（无扁平胸或桶状胸）的患者，位于腋前线第4肋间的主操作孔可比二尖瓣手术的切口更靠前（约2 cm）；相对应地，腔镜孔可更靠近腋前线。

5. 全流量心肺转流，停止呼吸，调整下腔静脉插管深度，使心脏得到充分引流，切开并悬吊心包。

6. 游离心包横窦、斜窦。上腔静脉套丝线并阻断，下腔静脉套丝线备用，暂不阻断。预估右心房暴露不佳者，可先预置心房拉钩。

7. 预估升主动脉阻断位置及灌注针位置，缝制主动脉灌注荷包，插灌注针、连接灌注管道，排气。在右上肺静脉缝合荷包，心脏稍微充盈后置入左心房引流管。

8. 阻断升主动脉，灌注心肌保护液使心脏停跳。

9. 纵行切开右心房（图11-2-1）：悬吊右心房后，在三尖瓣前瓣环位置缝合prolene线并悬吊，将第三吸引头置入肺动脉主干引流，保证术野清晰。探查室间隔缺损位置和大小，如显露欠佳可在三尖瓣隔瓣瓣环处再悬吊一针。

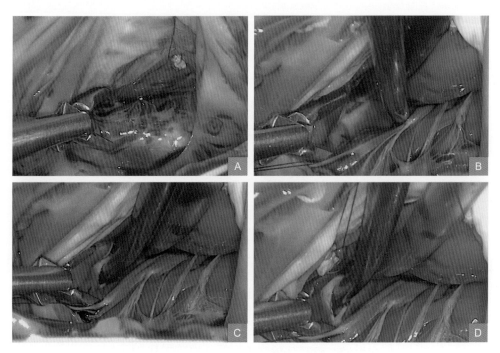

图11-2-1 干下型室间隔缺损的显露
A. 悬吊三尖瓣前瓣环；B. 显露室间隔缺损；
C. 探查到的室间隔缺损；D. 悬吊瓣环以改善术野。

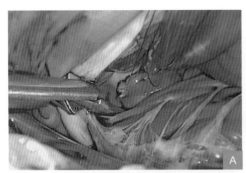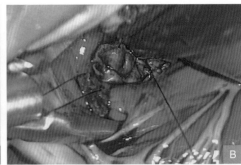
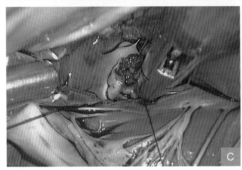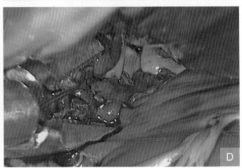

图11-2-2　修补室间隔缺损

A.缝合起针点；B.连续缝合室间隔缺损上缘；

C.牵引三尖瓣可改善显露；D.胀肺检查残余分流。

10. 修补室间隔缺损（图11-2-2）：观察、评估室间隔缺损大小，以及与主动脉瓣、肺动脉瓣的关系，如室间隔缺损偏小，无主动脉瓣脱垂，可考虑间断缝合2~3针直接缝闭室间隔缺损，干下型室间隔缺损一般需要心包补片修补，推荐使用自体心包补片缝合，因其有更好的柔韧性，可操作性强。一般在主刀视野10—13点钟位置起针缝合，缝合顺序为先缝合室间隔缺损上缘，再缝合室间隔缺损下缘。缝合上缘时进针不宜过深，并避开肺动脉瓣及主动脉瓣，避免引起术后瓣膜反流，部分患者上缘连接肺动脉瓣环，缝合上缘时可考虑采用间断缝合法更容易显露室间隔缺损及周边结构。三尖瓣的适时牵引有助于缝合室间隔缺损时的显露，缝合完成打结前嘱麻醉医生胀肺，左心排气，打完结后可再次膨肺，检查有无残余分流。

缝合方法：将修剪好的心包补片固定于主切口附近。使用持针器时以正针持针，在胸腔镜视野下室间隔缺损的10—13点钟方位缝第1针，随后先沿逆时针方向缝2~3针，收紧缝线，将补片落入缺损处。为避免补片对视线的阻挡，可将其塞入室间隔缺损，继续沿逆时针方向连续缝合至6点钟方位；随后用缝线的另一端，从缺损的10—13点钟方位，沿顺时针方向连续缝合，完成修补。打水检查三尖瓣有无反流。

11. 主动脉根部灌注针改做倒抽排气，开放升主动脉，心脏复跳。

12. 缝闭右心房：用5-0 prolene线自上而下、双层连续缝合右心房切口并开放上腔静脉。充分排气后拔出左心房引流管。

13. 减少心脏引流，行经食管心脏超声检查，明确有无残余分流及气体。若结果满意，则拔出主动脉灌注管。

14. 检查右心房切口、主动脉灌注管荷包、上下腔静脉套带处和右上肺静脉荷包处有无出血，拔除颈静脉插管。

15. 停止体外循环，应用鱼精蛋白中和肝素，依次拔除股静脉和股动脉插管。

16. 再次明确心包腔内及心包无出血后，间断缝合心包3~4针。

17. 检查各个胸壁切口出血情况，并止血。腔镜孔留置胸腔引流管，逐层关胸，缝合各个切口。

（二）膜周部室间隔缺损

1. 建立腔镜入路的操作与前相同。

2. 切开右心房，悬吊右心房或置入左心房拉钩后，可充分显露膜周部室间隔缺损，部分室间隔缺损形成膜部瘤样结构，可考虑剪开膜部瘤，此时需要注意避免损伤主动脉瓣；探查室间隔缺损位置和大小，如显露欠佳可在三尖瓣隔瓣瓣环处再悬吊一针；膜周部室间隔缺损周围可选择纤维组织部分进行悬吊，可清晰显示室间隔缺损结构（图11-2-3）。

3. 修补室间隔缺损（图11-2-4）：可考虑间断或连续缝合修补，本例采用间断修补方式。观察、评估室间隔缺损大小，间断缝合室间隔缺损周围的纤维组织，避免组织撕裂。一般在主刀视野对侧位置起针缝合第1针并做适当牵引，缝合顺序按主刀习惯可先缝合室间隔缺损上缘，再缝合室间隔缺损下缘。缝合上缘时需避免损伤主动脉瓣，缝合下缘时若缺少纤维组织附着，从肌肉进针不宜过深，因此处毗邻传导束组织。完成室间隔缺损间断缝合后适当提吊缝合线可清晰显露室间隔缺损的结构，缝合完成后先不上片，可嘱体外循环师行根部灌注，检查主动脉瓣闭合情况，检查无误后将缝线均匀穿过心包补片并将下片打结，打完结后可再次膨肺以检查有无残余分流。

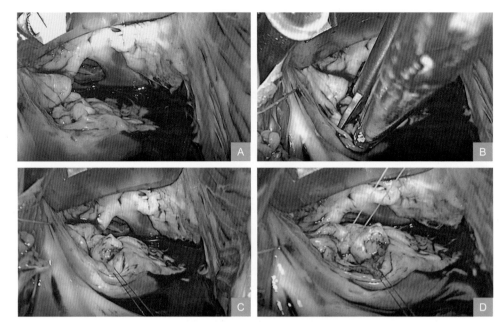

图11-2-3　膜周部室间隔缺损的显露

A.置入心房拉钩；B.剪开膜部瘤；C、D.显露室间隔缺损。

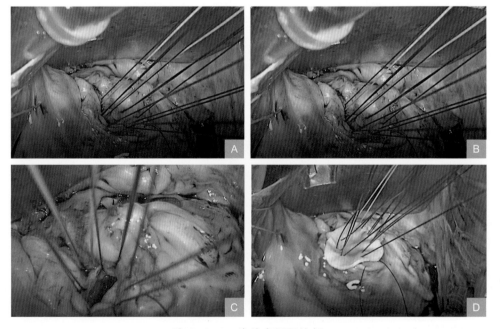

图11-2-4　修补室间隔缺损

A.间断缝合置线；B.显露室间隔缺损左室面结构；C.显露主动脉瓣；D.下补片。

4. 缝合剪开的膜部瘤（图11-2-5）：一般以5-0 prolene线间断缝合膜部瘤，如对三尖瓣无影响可考虑连续缝合。三尖瓣前隔交界处也可视情况做交界缝合，减少三尖瓣反流。

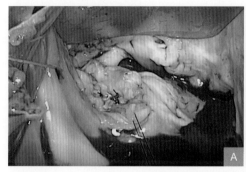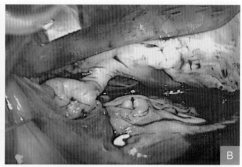

图11-2-5 修补剪开的膜部瘤组织
A. 缝合膜部瘤；B. 缝合三尖瓣前隔交界。

5. 主动脉根部灌注针改做倒抽排气，开放升主动脉，心脏复跳。后续步骤同前。

（三）肌部室间隔缺损

肌部室间隔缺损较为少见，好发于心尖部，介入封堵治疗是有效的治疗手段，本章不作阐述。

三、技术要点

1. 右心房及三尖瓣组织的充分悬吊可使三尖瓣后方及右心室面暴露得更清楚，也可考虑置入心房拉钩获得更清晰的术野。探查显露室间隔缺损困难时可考虑试灌注少量停跳液，同时从右心室面寻找室间隔缺损，根据不同类型室间隔缺损，应在相应不同位置探查，对于干下-漏斗部室间隔缺损，应在肺动脉瓣开口下方探查，膜周部室间隔缺损应在三尖瓣隔瓣后探查，室间隔缺损边缘的增生纤维组织有助于术中寻找和显露室间隔缺损。

2. 若术野中回血过多，可考虑调整左心引流管位置，至充分引流，干下-漏斗部室间隔缺损建议在肺动脉主干置入第三吸引以保证充分引流和术野的清晰。室间隔缺损修补可考虑补片间断缝合或直接连续缝合，特别是对于室间隔缺损上缘显露困难者，可考虑上缘部分间断缝合，其余部分直接连续缝合的方法。

3. 关于补片的大小：补片大小应超过室间隔缺损边缘3～4 mm，过小的补片会牵拉周围的肌肉，导致补片撕裂以及主动脉瓣结构变形出现主动脉瓣反流。

4. 缝合补片的顺序：总的来说，补片的第1针建议起于胸腔镜视野下房间隔缺损的10—13点钟方位，该处位于室间隔缺损上缘的起始部分，暴露相对困难，通过对上一针的牵拉可更好地显露下一针的缝合点，需要注意的是牵拉力度要求适度，避免组织撕裂。

5. 关于进针深度：室间隔缺损的周围若纤维组织部分韧性较好，可考虑深缝。右心室面心肌部分在室间隔缺损下缘则要求浅缝，深度相比婴幼儿患者可以更深，以缝针刚好埋入心肌组织为宜，避免引起传导阻滞。

第三节　全胸腔镜部分性房室间隔缺损修补术

部分性房室间隔缺损（partial atrioventricular canal，PAVC）是房室间隔缺损中较为常见的类型，主要病理改变包括左右房室瓣畸形、原发孔型房间隔缺损等。成人部分性房室间隔缺损部的病理生理和临床变化取决于原发孔缺损的大小和二尖瓣反流程度，需要注意的是如果左向右分流量大，左侧房室瓣前向血流减少，此时反流量可能会被低估。对行全胸腔镜手术的患者需要做充分的术前评估，一般选择瓣膜条件好、反流相对轻的患者。

一、部分性房室间隔缺损解剖

部分性房室间隔缺损是指房室瓣上方存在原发孔型房间隔缺损，房室瓣存在裂隙，同时可以伴有不同程度的瓣膜关闭不全，可将部分性房室瓣视为六叶结构。外科手术的主要内容包括：修复房室瓣，消除关闭不全，修补原发孔型房间隔缺损。

传导束的走行及变异：传导束向冠状静脉窦后方移位，并沿室间隔嵴走行，而冠状静脉窦口会向后下方移位，朝向左心房侧，使Koch三角发生变形，此处缝合时需注意避免损伤传导束引起房室传导阻滞。

二、操作步骤

1. 全身复合麻醉，双腔气管插管，经颈内静脉行上腔静脉插管。

2. 体位取仰卧位，右侧抬高20°~30°，悬吊右臂或右臂后伸以暴露右侧胸。定位切口位置及股动、静脉插管位置后，消毒、铺无菌单。

3. 予肝素，ACT > 300 s后，选择合适的管道行股静脉和股动脉插管。

4. 建立主操作孔、腔镜孔：对于胸廓形态正常（无扁平胸或桶状胸）的患者，位于腋前线第4肋间的主操作孔可比二尖瓣手术的切口更靠前（约2cm）。

5. 全流量心肺转流，停止呼吸，视引流情况调整下腔静脉插管深度，使心脏得到充分引流，切开并悬吊心包。

6. 游离心包横窦、斜窦。上腔静脉套丝线并阻断，下腔静脉套丝线备用，暂不阻断。预估右心房暴露不佳者，可先预置心房拉钩。

7. 预估升主动脉阻断位置及灌注针位置，缝制主动脉灌注荷包，插灌注针、连接灌注管道，排气。并在右上肺静脉处缝合荷包，置入左心房引流管。

8. 阻断升主动脉，灌注心肌保护液使心脏停跳。此时阻断下腔静脉。

9. 纵行切开右心房，将右心房和右侧房室瓣前瓣环处予以悬吊或置入左心房拉钩，显露共同房室瓣。先处理左侧房室瓣（图11-3-1）：探查左侧房室瓣瓣裂及瓣缘汇合处，以5-0 prolene线间断缝合瓣裂根部，并做适当牵引，清晰显露瓣裂结构，此时可行注水试验，观察瓣叶情况并判断缝合效果，当瓣缘对合不整齐时需要重新调整此处缝合位置，再以5-0 prolene线间断缝合瓣裂至桥瓣，完成左侧房室瓣瓣裂的修补。

10. 房室瓣瓣环处理：部分患者瓣环明显扩大，可考虑完成左侧房室瓣瓣叶成形后，以3-0 prolene线带心包扣在交界或后瓣环处间断缝合1~2针，缩小左侧房室瓣环（部分中心倾向于缝合"C"形成形环），巩固成形效果。通过左侧房室瓣注水试验测试成形效果，可观察到瓣叶关闭良好。

11. 原发孔型房间隔缺损和扩大的房间隔修补（图11-3-2）：房间隔缺损的修补方法与前述全胸腔镜下房间隔缺损修补方法类似。一般以4-0 prolene线选择桥瓣较为牢固的位置缝合，间断缝合桥瓣2~3针，缝针穿过补片后打结固定（也可在主刀视野12点钟处起针缝合，连续缝合2~3针后放下补片，再行后续缝合），下片后先逆时针缝合房间隔缺损上缘，再顺时针缝合房间隔缺损下缘，缝合完成打结固定前，嘱麻醉医生膨肺，左心排气，完成原发孔型房间隔缺损修

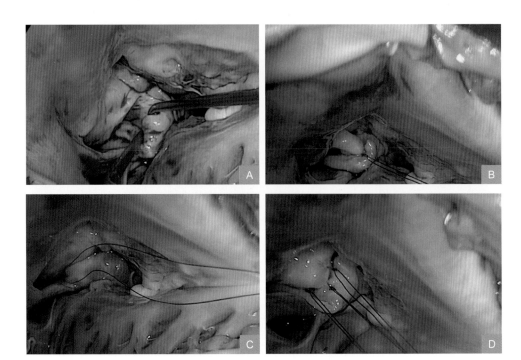

图11-3-1　显露房室瓣，处理瓣裂

A.探查二尖瓣瓣裂；B.间断缝合瓣裂；C.注水试验时未见明显反流；D.完成瓣裂缝合。

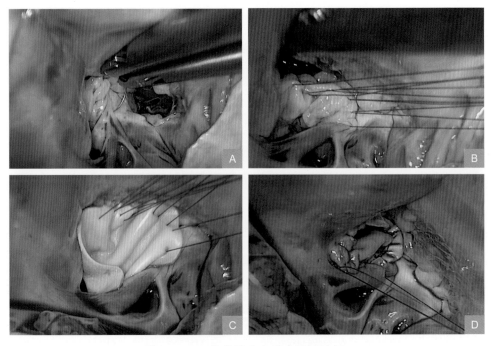

图11-3-2　修补原发孔型房间隔缺损

A、B.自桥瓣起针；C.将补片推至缺损部位后连续缝合房间隔缺损下缘；
D.完成房间隔缺损修补。

补，打结固定后可再次膨肺，检查有无残余分流。

12. 右侧房室瓣成形：可考虑"C"形环成形或交界缝合。以3-0 prolene线带扣间断缝合前后交界，同时以5-0 prolene线缝合前隔交界处瓣叶，完成右侧房室瓣成形。

13. 停止左心吸引，主动脉根部灌注针改做倒抽排气，开放升主动脉，心脏复跳。

14. 缝闭右心房：用5-0 prolene线自上而下、双层连续缝合右心房切口并开放上腔静脉。

15. 减少心脏引流，经食管心脏超声检查，明确有无残余分流及气体。拔出左心引流管和主动脉灌注管。

16. 检查右心房切口、主动脉灌注管荷包、上下腔静脉套带处、左心荷包处有无出血，嘱麻醉医生拔出颈静脉插管。

17. 停止体外循环，应用鱼精蛋白中和肝素，依次拔出股静脉和股动脉插管。

18. 再次明确心包腔内及心包无出血后，间断缝合心包3~4针。

19. 检查各个胸壁切口出血情况，并止血。腔镜孔留置胸腔引流管，逐层关胸，缝合各个切口。

三、技术要点

1. 切开右心房时，部分患者原发孔型房间隔缺损小或者不存在，通过右心房显露共同房室瓣会相对困难，此时可以考虑在房间隔中点向主刀侧切开，将左心房充分显露，从而良好地显露共同房室瓣。

2. 通过注水试验评估房室瓣功能：此时注水试验有两个目的，一是评估房室瓣的大体形态和功能，以制定成形方案；二是评估左侧房室瓣瓣裂的大小和瓣缘对合点，将瓣缘处对合点下的腱索进行提吊可有助于瓣裂的精准缝合。对于有经验的微创心脏外科团队，可考虑先间断缝合瓣裂根部一针，保留缝线牵引、显露的作用。年龄偏大的患者，瓣裂可能出现中间部分融合，此时只需缝合存在瓣裂的部位。

3. 关于补片的大小：裁剪合适大小的补片，过小的补片会牵拉周围的组织结构，引起瓣膜形态改变导致反流、残余分流以及牵扯传导束区域引起传导阻滞。该类患者冠状静脉窦会有所变异并向下方移位，导致Koch三角发生变形，如冠状静脉窦位置变异明显可考虑将冠状静脉窦隔入左心房。在缝合房间隔缺损下缘时，进针不宜过深，注意避开冠状静脉窦上缘。

4. 关于瓣环处理：成人PAVC患者的左侧房室瓣形态有所改变，相较于儿童患者，往往出现瓣环扩大，瓣叶不同程度增厚，此时可考虑置入"C"形成形环或行交界或后瓣环缩。对于部分瓣叶明显增厚的患者，还可考虑将瓣体增厚部分剥离，增加瓣叶活动度。

5. 极少部分患者左侧房室瓣瓣叶明显增厚，不应勉强行瓣膜成形术。术后成形效果不佳或预计成形难度大者，应积极行瓣膜置换术。

▶ **本章视频**

房间隔缺损
修补术

漏斗部室间隔
缺损修补术

膜周部室间隔
缺损修补术

部分型房室间隔
缺损修补术

全胸腔镜左心房黏液瘤摘除手术

一、相关解剖结构

黏液瘤可生长于心脏的任何一个腔室，但最常见的部位为左心房，即左心房黏液瘤（left atrial myxoma），其次为右心房，而心室黏液瘤罕见。多数左心房黏液瘤通过一个粗而短的瘤蒂附着于房间隔左心房面的卵圆窝缘，少数则附着于左心房后壁或二尖瓣瓣叶等结构，并随心脏舒缩而活动。附着于房间隔以外区域的黏液瘤，其基底常较宽而无瘤蒂。大部分双房黏液瘤为两个瘤蒂附着于房间隔同一区域的相应两侧，呈哑铃形或蝴蝶形。黏液瘤大小差异较大，大的左心房黏液瘤直径可超过10 cm，小的不足2 cm。一般直径为4～6 cm，大体观察呈黏液胶冻样，棕黄色或黄红交杂，往往为分叶状或葡萄串珠状，表面可黏附血栓，瘤体本身质软而脆，易于脱落引起体循环栓塞。

二、操作步骤

1. 全身复合麻醉，双腔气管插管，经颈内静脉行上腔静脉插管。
2. 体位取仰卧位，右侧抬高20°～30°，悬吊右臂或右臂后伸以暴露右侧胸。定位切口位置及股动、静脉插管位置后，消毒、铺无菌单。
3. 予肝素，ACT > 300 s后，选择合适的管道行股静脉和股动脉插管。
4. 建立主操作孔（腋前线第4肋间）、腔镜孔（腋中线第4肋间）。

5. 全流量心肺转流，单肺通气，调整下腔静脉插管深度，使心脏得到充分引流，切开并悬吊心包。

6. 游离心包横窦。预计合并二尖瓣病变者，可先预置左心房拉钩。

7. 预估升主动脉阻断位置及灌注针位置，缝制主动脉灌注荷包，插灌注针、连接灌注管道，排气。

8. 阻断升主动脉，灌注心肌保护液使心脏停跳。

9. 平行房间沟做左心房纵切口：若瘤体较大，可向上至左心房顶方向延伸，向下至右下肺静脉与下腔静脉间水平。为避免不必要的损伤，先以尖刀或剪刀打开一小孔（图12-0-1 A），放置牵引线后，分别向两端剪开并悬吊左心房，充分暴露黏液瘤和房间隔等心内结构（图12-0-1 B）。

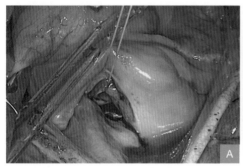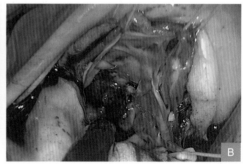

图12-0-1　手术切口和暴露
A.切开左心房；B.悬吊左心房。

10. 缝置黏液瘤牵引线：经黏液瘤附着处房间隔与瘤体或蒂部，缝一牵引线，向下外牵拉后可暴露瘤基部附着处（图12-0-2 A）。

11. 摘除黏液瘤：围绕瘤蒂附着部向四周修剪，将该处心内膜组织及完整的肿瘤一并摘除（图12-0-2 B、C、D、E）。将黏液瘤钳夹出心腔，置于标本袋后取出，立即检查黏液瘤是否完整（图12-0-2 F）。

12. 探查与纠正其余心内结构异常，探查房间隔、房室瓣、卵圆孔等心内结构，必要时予矫治（图12-0-3 A、B、C）。用生理盐水冲洗心腔，吸出组织碎屑，避免残留肿瘤残余组织（图12-0-3 D）。

13. 缝闭左心房：将左心引流管放入左心室，术野予CO_2气体吹入。于房间沟切口两端各缝置一双头3-0 prolene线，打结后相向引流管行单层连续缝合至交叠。减少心脏引流，使心脏充血，嘱麻醉医生膨肺，血液溢出于心包内，拉紧缝线，关闭左心房。

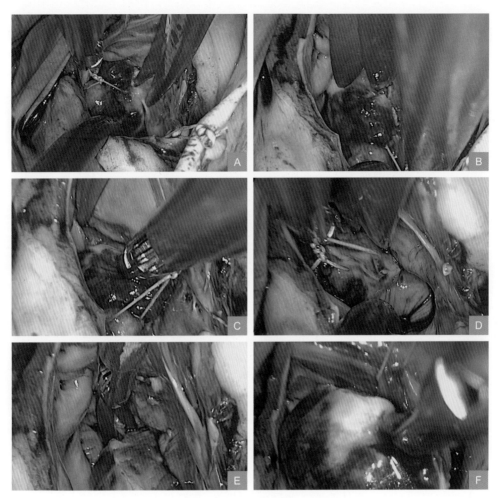

图12-0-2　摘除黏液瘤

A.置牵引线；B、C、D、E.沿瘤蒂基底部修剪；F.取出黏液瘤。

14.　在主动脉根部用灌注针改做倒抽排气，开放升主动脉，心脏复跳。取已放置的3-0 prolene线完成房间沟切口的第二层缝合。

15.　减少心脏引流，行经食管心脏超声检查，明确有无心内分流、气体或结构异常。若结果满意，则拔出左心引流管、主动脉灌注管。

16.　检查左心房切口、主动脉灌注管荷包处有无出血，拔除颈静脉插管。

17.　停止体外循环，应用鱼精蛋白中和肝素，依次拔除股静脉、股动脉插管。

18.　再次明确心包腔内及心包无出血后，间断缝合心包3～4针。

19.　检查各个胸壁切口出血情况，并止血。腔镜孔留置胸腔引流管，逐层关胸，缝合各个切口。

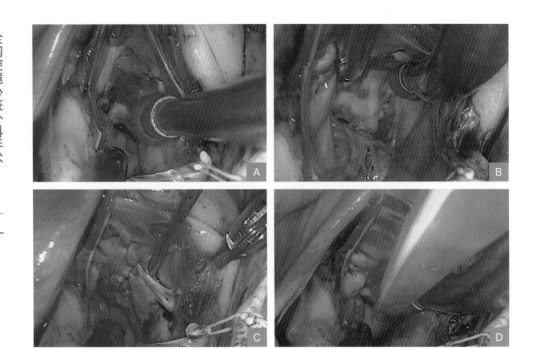

图12-0-3　心内结构探查

A.探查瘤蒂附着处；B.探查二尖瓣；C.探查卵圆孔；D.注水试验及心腔冲洗。

三、技术要点

1. 术前摆放体位及诱导麻醉过程中，注意观察左心房黏液瘤阻塞二尖瓣口引起的快速的血压、心律改变。通过更换体位，如降低右侧躯干抬伸高度、取头低足高位，可缓解梗阻。

2. 建立外周体外循环时，应在食管超声引导下调整下腔静脉插管深度，避免推挤房间隔与黏液瘤而引起黏液瘤破裂或脱落。

3. 完全切开房间沟后，若暴露不佳，可调整左心房吊线。使用勾线器将上端的左心房吊线从左心房拉钩切口处牵出，收紧固定。

4. 切除黏液瘤后，若房间隔缺损小，可直接缝合；若缺损大，须用心包补片修补。少部分黏液瘤位于左心耳、肺静脉处，剥离时应避免左心房后壁损伤，否则亦需用补片修补。

▶ **本章视频**

左心房黏液瘤摘除术

全胸腔镜扩大室间隔心肌切除手术

经主动脉扩大室间隔心肌切除术是治疗肥厚型梗阻性心肌病（hypertrophic obstructive cardiomyopathy，HOCM）的传统术式。但该术式需正中开胸，通过主动脉切口探查左心室流出道至心尖部，视野偏深和暴露不佳导致无法彻底疏通左心室流出道；且角度偏向主刀侧，助手不能全程观摩手术过程，被誉为"不可视术式"，不利于年轻医师的培养及该技术的推广。而擅长全胸腔镜二尖瓣成形手术的医生可采用经二尖瓣入路的全胸腔镜扩大室间隔心肌切除术完成该术式，创伤更小，疏通更彻底，对于处理复杂梗阻优势明显；全程可视化也非常有利于教学。

一、相关解剖结构

HOCM心室内梗阻常发生于左心室流出道，亦可出现在左心室中部。上述两部位也可同时肥厚，称为混合型梗阻。其中，以室间隔基底段局限性肥厚为特点的左心室流出道梗阻，采用全胸腔镜扩大室间隔心肌切除术可取得令人满意的效果。此外，该术式还可在同一入路下一并处理房颤和左心房血栓、卵圆孔未闭、二尖瓣器质性病变。对于高龄、高危或难以耐受正中开胸的患者，这种微创术式不失为一种可靠选择。

二、操作步骤

1. 全身复合麻醉，双腔气管插管。

2. 体位取仰卧位，右侧抬高20°~30°，悬吊右臂暴露右侧胸。定位切口位置及股动、静脉插管位置后，消毒、铺无菌单。

3. 分离股动、静脉。予肝素，ACT > 300 s后，选择合适的管道行股静脉和股动脉插管。

4. 建立主操作孔、腔镜孔：单肺通气，对于胸廓形态正常（无扁平胸或桶状胸）的患者，于右侧第4肋间与之平行做一3.5 cm切口——该切口位于锁骨中线与腋前线间，为主操作孔。于该肋间腋中线水平做一1.5 cm切口以放置左心引流管、阻断钳与腔镜——此切口作为腔镜孔。

5. 调试、启用腔镜后，全流量心肺转流，调整下腔静脉插管深度，使心脏得到充分引流，于右膈神经上侧2~3 cm处平行切开并悬吊心包。

6. 游离心包横窦、斜窦。无须阻断腔静脉。

7. 缝制主动脉灌注荷包，插灌注针、连接灌注管道，排气。

8. 阻断升主动脉，灌注心肌保护液使心脏停跳。

9. 沿房间沟切开左心房，采用带侧翼左心房拉钩暴露二尖瓣（图13-0-1 A）。

10. 注水观察二尖瓣反流情况（图13-0-1 B）。由于二尖瓣反流与收缩期前向运动（SAM征）相关，此时注水检查二尖瓣，通常没有反流。再采用腱索拉钩检查二尖瓣，确定是否存在器质性病变。

11. 用亚甲蓝标记前瓣环中点及前外、后内交界（图13-0-1 C），以备切除心肌后对齐缝合瓣叶。

12. 距瓣环1~2 mm处用尖刀、角度剪切开或剪开前瓣，分离至前、后交界。用提吊线提吊上述切口中点与两侧交界，再将游离的前瓣与左心房后壁缝合，暴露室间隔（图13-0-1 D）。

13. 调整腔镜深度、方向，暴露主动脉瓣和瓣环（图13-0-2 A）。

14. 本术式心肌切除范围与经主动脉扩大肥厚心肌切除术一致。在右冠瓣环下1.5 cm处的室间隔基底段用5-0 prolene线"8字"缝合打结，以拽起心肌便于切除（图13-0-2 B）。用尖刀自右冠瓣环中点下缘5 mm水平平行瓣环向左至二尖瓣前外交界切开；从瓣环中点向前乳头肌起源方向、从二尖瓣前交界向前乳头肌方向用尖刀或剪刀切除肥厚心肌，直至能观察到前后乳头肌根部、心尖（图13-0-2 C）。

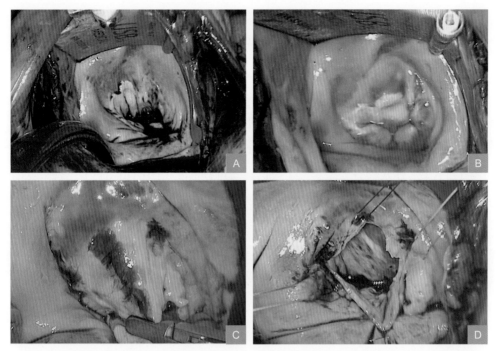

图13-0-1　暴露肥厚室间隔

A. 切开左心房暴露二尖瓣；B. 行注水试验测试二尖瓣瓣叶功能；C. 用亚甲蓝于前瓣环中点进行标记；D. 距瓣环1～2 mm切开二尖瓣前瓣暴露肥厚室间隔。

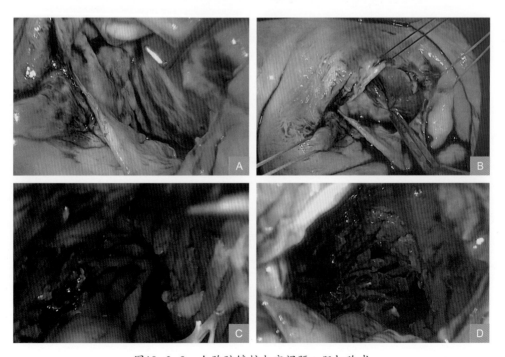

图13-0-2　全胸腔镜扩大室间隔心肌切除术

A. 用神经钩分别探查左冠状动脉窦、右冠状动脉窦、无冠状动脉窦；B. 于右冠瓣环中点下缘5 mm处起刀切除肥厚室间隔心肌；C. 向心尖方向扩大切除至可见乳头肌根部和心尖；D. 探查瓣下结构，视术中所见处理瓣下结构异常。

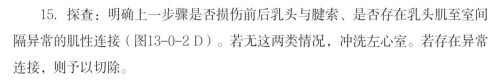

15. 探查：明确上一步骤是否损伤前后乳头与腱索、是否存在乳头肌至室间隔异常的肌性连接（图13-0-2 D）。若无这两类情况，冲洗左心室。若存在异常连接，则予以切除。

16. 对于二尖瓣前瓣长度较短的患者，常采用心包补片扩大法重新将前瓣与瓣环缝合。先测量二尖瓣前后交界间距，用防钙化牛心包制备一块与二尖瓣前瓣形状、大小相似的补片。随后用5-0 prolene线连续缝合，扩大二尖瓣前瓣（图13-0-3 A）。注水检查，观察二尖瓣形态与对合情况（图13-0-3 B），若未见明显反流，则缝合左心房，左心排气。

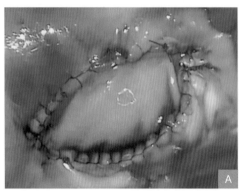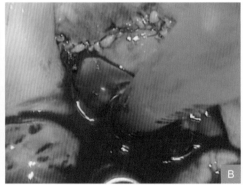

图13-0-3　重新将前瓣与瓣环缝合

A.采用心包补片扩大法将前瓣重新缝合至瓣环；B.通过注水试验测试反流情况。

17. 对于二尖瓣前瓣长度合适或过长的患者，则宜采用直接与瓣环连续缝合的办法（图13-0-4）。

18. 采用头低位，主动脉根部灌注针改做倒抽排气，开放升主动脉，心脏复跳。缝制心外膜起搏导线后行经食管心脏彩超，观察左心室流出道疏通状态、二尖瓣接合情况、是否仍存在SAM征。

19. 若结果满意，拔除主动脉灌注管。再次检查右心房切口、主动脉灌注管荷包处有无出血。若未见出血则停止体外循环，应用鱼精蛋白中和肝素，依次拔除股静脉、股动脉插管。

20. 再次明确心包腔内及心包无出血后，间断缝合心包3~4针。检查各个胸壁切口出血情况、止血。腔镜孔留置胸腔引流管，逐层关胸，缝合切口。

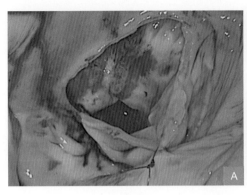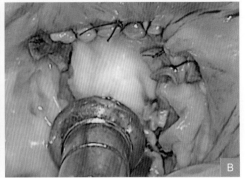

图13-0-4　直接将二尖瓣前瓣缝合至瓣环

A. 距瓣环1～2 mm处切开的前瓣；B. 直接缝合后的前瓣。

三、技术要点

1. 术野暴露：使用带侧翼左心房拉钩，以利于术中暴露左室腔与室间隔；分别于前外及后内交界、瓣环中点缝合吊线，有助于暴露室间隔。

2. 心肌切除：伸进腔镜至左心室可见主动脉的3个瓣环，在右冠瓣环中点起刀，勿靠近膜部室间隔（位于二尖瓣后交界处），肥厚心肌切除范围与传统扩大室间隔肥厚心肌切除术中的一致，切至有梳状肌时不能太深，提示已经超过室间隔，切除厚度已足够。肥厚心肌切除后可看见前乳头肌起源，说明切除长度已经足够。而切除深度和长度需根据术前影像学资料确定。在切除过程中，尖刀或剪刀交替使用。

3. 瓣叶切口位置：前瓣切缘与瓣环之间需留有一定距离，以备与补片缝合。

4. 补片的选择与应用：采用二尖瓣成形环测环器确定补片大小，使用抗钙化牛心包制备补片。补片缝合后，可让二尖瓣对合缘后移，扩大左心室流出道。当二尖瓣前瓣A2长度≥3 cm时，切开后可以直接缝合二尖瓣。

5. 瓣叶加固：可于二尖瓣前外、后内交界各采用5-0 prolene线带垫片间断缝合、加固，防止二尖瓣撕裂。

6. 瓣叶和乳头肌异常的识别与处理：肥厚型心肌病异质性强，在临床实践中常发现存在诸多异常表型，如乳头肌融合移位、乳头肌异常插入瓣叶、异常肌束、次级腱索等。广东省人民医院微创心脏外科中心目前常规通过3D打印来识别并可视化心内结构的异常，术前以此模拟手术制订手术规划，并于术中行相应的操作纠正瓣叶和乳头肌异常。

第十三章 ▼ 全胸腔镜扩大室间隔心肌切除手术

▶ 本章视频

扩大室间隔心肌切除术
（瓣叶扩大成形）

扩大室间隔心肌切除术
（瓣叶缝合）

全胸腔镜射频消融治疗心房颤动

根据现有的国内外指南及专家共识，外科射频消融术适用于药物治疗和导管消融无效的房颤患者，尤其是长程持续性房颤患者。随着新型消融器械以及胸腔镜技术的发展，外科射频消融术治疗孤立性房颤能在心脏不停跳、非体外循环下完成。本章主要阐述双侧双孔法入路改良Mini-Maze射频消融术。

一、操作步骤

1. 麻醉：静脉麻醉取得满意效果后，进行TEE检查，再一次确认心脏内不存在血栓等团块。另经颈静脉放置心内膜起搏导线备用。

2. 体位：取平卧位，双侧肩胛骨部位各垫一气囊，双侧肩关节后伸，显露胸前及侧胸术野，确定腋前线、腋中线、腋后线，常规消毒铺巾。

3. 右侧入路：首先进行右侧射频消融术（图14-0-1）。

（1）右侧气囊充气，抬高右胸20°~30°，经右侧腋前线第4肋间做2.0~2.5 cm切口为操作孔，置入软组织牵开器，经右侧腋中线第4肋间做0.5~1.0 cm切口为腔镜孔，置入胸腔镜。

（2）胸腔镜下确定膈神经，平行膈神经前方2 cm处用电刀切开心包，吊起，暴露右心房和肺静脉。

（3）用电刀烧灼房间沟表面附近的脂肪垫（图14-0-2 A），钝性游离斜窦和横窦，经切口置入WOLF DISSECTOR组织剥离器，先后经过斜窦、右下肺静脉后方、右上肺静脉后方、横窦，过导管后导入双极射频消融钳，钳夹、消融隔离右肺静脉6次（图14-0-2 B），退出消融钳，并用双极消融笔感知无肺静脉电位，完成右侧肺静脉隔离。

（4）用双极消融笔消融左心房顶线（右上肺静脉上缘-左上肺静脉上缘间的连线，RSPV-LSPV）（图14-0-2 C）、左心房底线（右下肺静脉下缘-左下肺静脉下缘间的连线，RIPV-LIPV）（图14-0-2 D）、冠状窦以及上下腔静脉间（SVC-IVC）连线。

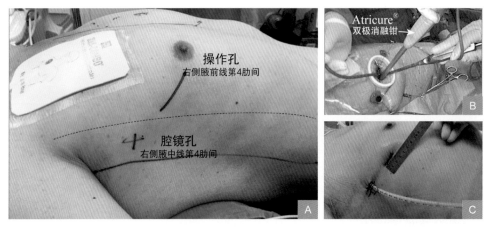

图14-0-1 右侧入路

A. 右侧胸壁切口定位；B. 右侧射频消融情况；C. 切口术后情况。

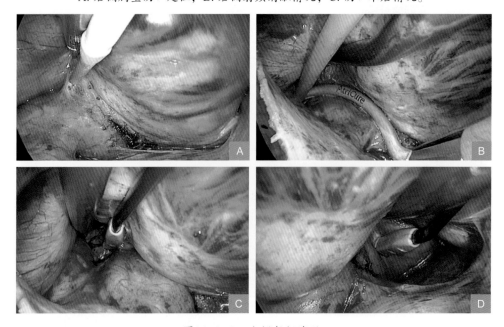

图14-0-2 右侧射频消融

A. 打开房间沟表面的脂肪垫；B. 对右肺静脉进行消融（钳夹肺静脉前庭）；

C. 对上肺静脉间连线消融；D. 对下肺静脉间连线消融。

（5）用腔镜检查切口和创面无出血，经腔镜胸壁肋间口放置引流管，肋间神经予利多卡因阻滞镇痛，逐层止血关胸。包扎伤口，接闭式引流水封瓶。

4. 左侧入路：完成右侧消融后，进行左侧射频消融术及左心耳切除（图14-0-3）。

（1）释放右侧气囊内的气体，打起左侧气囊，抬高左胸20°~30°。经左侧腋前线第4肋间做2.0~2.5 cm切口为操作孔，用切口保护套撑开，经左侧腋前线第3肋间做0.5~1.0 cm切口为腔镜孔，置入胸腔镜。

（2）胸腔镜下确定膈神经，平行膈神经下后方2 cm处用电刀切开心包，吊起，暴露左心房、左心耳和左肺静脉。

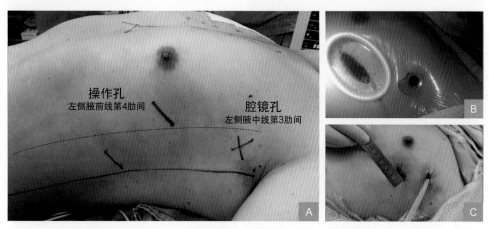

操作孔
左侧腋前线第4肋间

腔镜孔
左侧腋中线第3肋间

图14-0-3 左侧入路
A. 左侧胸壁切口定位；B. 术中切口情况；C. 术后切口情况。

（3）经切口置入切割吻合器（多采用45 mm钉仓，张开高度3.8 mm，闭合高度1.8 mm）切除左心耳，残余部分左心耳以钛夹钳夹（图14-0-4 C，图14-0-5）。除了使用切割吻合器切除左心耳之外，亦可采用心耳夹夹闭左心耳（图14-0-6）。

（4）用电刀灼烧、离断马氏韧带（the ligament of Marshall）（图14-0-4 A、B）。

（5）随后经切口插入组织剥离器（图14-0-7），经左下肺静脉后方、左上肺静脉后方、横窦，过导管后导入射频消融钳，钳夹、消融隔离左肺静脉6次，用双极射频消融笔感知肺静脉电位，若无，退出消融钳，完成左侧肺静脉隔离。

（6）再次以双极射频消融笔完善消融左心房顶线、左心房底线形成盒式消融（box-lesion），并完成二尖瓣峡部及左上肺静脉-左心耳残端（LSPV-LAA）连线的消融（图14-0-4 D）。

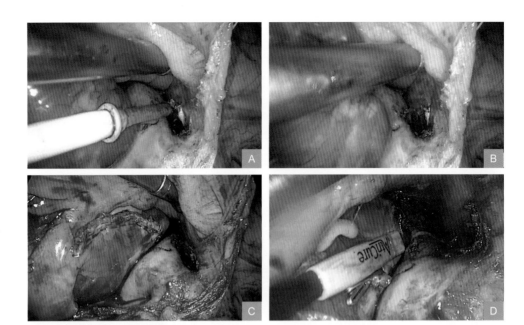

图14-0-4 左侧消融

A. 离断马氏韧带；B. 马氏韧带离断后；C. 切除左心耳；D. 对左心耳残端-左上肺静脉连线消融。

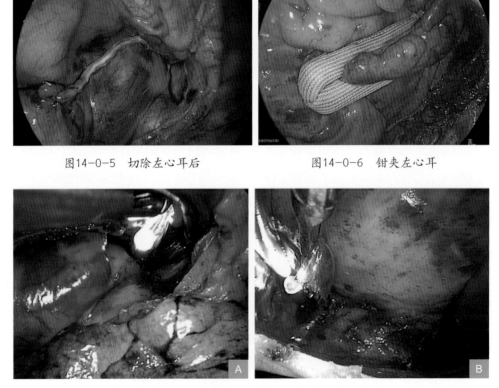

图14-0-5 切除左心耳后   图14-0-6 钳夹左心耳

图14-0-7 组织剥离器亮灯引导射频消融钳

A. 引导左肺静脉消融；B. 引导右肺静脉消融。

（7）利用腔镜在心包内彻底检查切口和过带处有无出血点，经腔镜孔放置引流管，予利多卡因对创口肋间神经行阻滞镇痛，逐层止血并缝合。包扎伤口，接闭式引流水封瓶，观察胸腔引流液情况。

5. 术后复律：术后未复律者可行药物复律或同步电击复律。

二、消融径线

消融径线见图14-0-8。

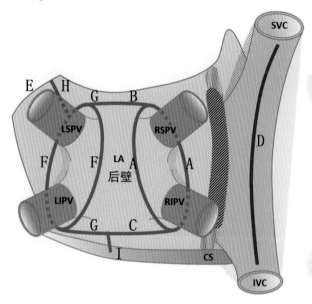

图14-0-8　消融径线示意图

蓝线和红线表示消融径线，其中A～D经右侧入路成功，E～I经左侧入路成功，离断马氏韧带、三尖瓣峡部消融未在图中体现。

A. 右肺静脉隔离；B. 左心房顶消融；C. 左心房底消融；D. 上腔、下腔静脉连线消融；E. 左心耳切除；F. 左肺静脉隔离；G. 左心房顶与左心房底补充消融；H. 左上肺静脉至残余左心耳连线消融；I. 二尖瓣峡部消融。

LSPV，左上肺静脉；RSPV，右上肺静脉；LIPV，左下肺静脉；RIPV，右下肺静脉；LA，左心房；SVC，上腔静脉；IVC，下腔静脉。

三、技术要点

1. 手术的目的在于将房颤心率转复为窦性心律，并尽可能长时间地维持窦性心律。要提高手术成功率及保证远期效果，应做到：消融的透壁性、消融径线的完整性。

2. 为保证透壁性，建议消融前清除房间沟、双侧肺静脉表面的脂肪垫；保证足够的钳夹、消融时间；根据组织厚度酌情增加钳夹消融次数，及时清除消融钳/笔表面的焦痂或凝血块。

3. 为保证消融径线的完整性，减少消融漏点，建议应用消融钳后可加用双极消融笔补充消融；另外，注意左心房的大小，避免出现消融钳长度不足的情况。

4. 对于持续性房颤患者，均建议行双房消融。

5. 左心耳包含较多的异常触发灶，彻底切除左心耳有利于提高成功率、降低复发率。使用切割吻合器时尽量压低平至左心房顶，用镊子夹住心耳往上提，可以减少残端；必要时可用钛夹夹闭小的残端。

6. 左心耳组织脆弱，易受损伤、出血。切开心包后先行左心耳切除，不仅可避免因左心耳损伤导致的出血，还可获得良好暴露的术野，便于显露马氏韧带；此外，切除马氏韧带后能较好地暴露心包横窦，利于后续的消融钳导入和左房顶线的消融。因此，左侧入路时，建议遵循左心耳切除→马氏韧带离断→左肺静脉隔离→左心房顶线和底线补充消融的顺序进行。如果使用心耳夹，则要在完成消融后才做。

7. 为避免医源性肺静脉狭窄，消融前应充分游离心包斜窦，做好心包悬吊，消融钳钳夹部位为肺静脉前庭，要避免夹到心包反折的部位。

8. 应根据实际的心房组织情况（纤维化程度、组织厚度）酌情增加或减少双极消融钳的钳夹消融次数，在保证安全的情况下满足消融的透壁性。

9. 本手术的操作难度主要在使用带光源的软组织剥离器过左、右肺静脉后壁，建议适当游离左心房顶，易看见剥离器灯光穿过间隙组织（图14-0-7）。在左、右侧消融时，消融钳尖尽量往左房顶中间靠拢，以达到透壁消融左房顶的目的。

10. 术毕同步电复律时，要在血氧饱和度、电解质正常和放空气囊的情况下进行。

▶ **本章视频**

房颤射频消融术

参考文献

[1] 中国研究型医院协会, 中国医师协会房颤专家委员会. 心房颤动外科治疗中国专家共识2020版[J]. 中华胸心血管外科杂志, 2021, 37(3): 129 - 144.

[2] 中华医学会胸心血管外科分会瓣膜病外科学组. 功能性二尖瓣关闭不全外科治疗中国专家共识[J]. 中华胸心血管外科杂志, 2022, 38(3): 156 - 163.

[3] 中华医学会胸心血管外科分会瓣膜病外科学组. 心脏瓣膜外科人工瓣膜选择中国专家共识[J]. 中华胸心血管外科杂志, 2022, 38(3): 138 - 145.

[4] 中华医学会胸心血管外科分会瓣膜病外科学组. 风湿性二尖瓣病变外科治疗指征中国专家共识[J]. 中华胸心血管外科杂志, 2022, 38(3): 132 - 137.

[5] 郭颖, 张瑞生. 中国成人心脏瓣膜病超声心动图规范化检查专家共识[J]. 中国循环杂志, 2021, 36(2): 109 - 125.

[6] 肖登科, 黄焕雷, 雷迪斯, 等. 国产膜式氧合器在全胸腔镜微创心脏手术中的应用[J]. 中国体外循环杂志, 2021, 19(6): 335 - 339.

[7] 黄焕雷, 柯英杰, 杨亮, 等. 微创成形技术治疗心脏手术后重度三尖瓣关闭不全的中期疗效分析[J]. 中国外科杂志, 2019, 57(12): 902 - 907.

[8] 宋海娟, 谢庆, 陈晓霞, 等. 全胸腔镜手术治疗肥厚型梗阻性心肌病的围术期护理[J]. 国际医药卫生导报, 2022, 28(18): 2558 - 2561.

[9] 宋海娟, 谢庆, 韩盖宇, 等. 33例Barlow综合征患者全胸腔镜Loop技术二尖瓣成形术护理配合[J]. 护理学报, 2019, 26(4): 66 - 69.

[10] 欧阳淑怡, 卢嫦青, 谢庆, 等. 3D全腔镜下双侧改良Mini-Maze手术治疗心房颤动的护理配合[J]. 护理学杂志, 2017, 32(14): 35 - 37.

[11] 雷迁, 曾庆诗, 钟执文, 等. 超快通道麻醉在胸腔镜体外循环心脏手术中的应用[J]. 岭南心血管病杂志, 2016, 22(2): 170 - 173.

[12] 雷迁, 曾庆诗, 罗沙, 等. 胸腔镜下体外循环心脏手术的麻醉管理[J]. 岭南心血管病杂志, 2012, 18(6): 601 - 603.

[13] 陈波, 郭惠明, 谢斌, 等. 微创全胸腔镜与传统正中开胸二尖瓣置换手术的倾向性评分匹配研究[J]. 中华胸心血管外科杂志, 2017, 33(8):472-476, 481.

[14] 朱晓东. 心脏外科解剖学: 临床标本剖析[M]. 北京: 人民卫生出版社, 2011.

[15] 易定华, 徐志云, 王辉山. 心脏外科学[M]. 2版. 北京: 人民军医出版社, 2016.

[16] 邓小明, 姚尚龙, 于布为. 现代麻醉学[M]. 4版. 北京: 人民卫生出版社, 2014.

参考文献

[17] 龙村, 李欣, 于坤. 现代体外循环学[M]. 北京: 人民卫生出版社, 2017.

[18] 陈凌, 杨满青, 林丽霞. 心血管疾病临床护理[M]. 广州: 广东科技出版社, 2021.

[19] GOLDSTEIN D, OZ M. Minimally Invasive Cardiac Surgery[M]. Totowa, New Jersey, United States: Humana Press, 2004.

[20] ANDERSON R, SPICER D, HLAVACEK A, et al. Wilcox's Surgical Anatomy of the Heart[M]. Cambridge, United Kingdom: Cambridge University Press, 2013.

[21] KOUCHOUKOS N, BLACKSTONE E, HANLEY F, et al. Kirklin/Barratt-Boyes Cardiac Surgery[M]. Philadelphia: Elseviers Saunders, 2012.

[22] CARPENTIER A, ADAMS D, FILSOUFI F. Carpentier's Reconstructive Valve Surgery[M]. Maryland Heights, Missouri: Elseviers Saunders, 2010.

[23] AILAWADI G, AGNIHOTRI A K, MEHALL J R, et al. Minimally invasive mitral valve surgery Ⅰ: patient selection, evaluation, and planning[J]. Innovations: Technology and Techniques in Cardiothoracic and Vascular Surgery, 2016, 11(4): 243 - 250.

[24] WOLFE J A, MALAISRIE S C, FARIVAR R S, et al. Minimally invasive mitral valve surgery Ⅱ: surgical technique and postoperative management[J]. Innovations: Technology and Techniques in Cardiothoracic and Vascular Surgery, 2016, 11(4): 251 - 259.

[25] ZHU L, SHI H, ZHU C, et al. Impact of permissive hypercapnia on regional cerebral oxygen saturation and postoperative cognitive function in patients undergoing cardiac valve replacement[J]. Annals of Palliative Medicine, 2020, 9(6): 4066 - 4073.

[26] YOSHIMURA T, UEDA K, KAKINUMA A, et al. Difficulty in placement of a Left-sided double-lumen tube due to aberrant tracheobronchial anatomy[J]. Journal of Clinical Anesthesia, 2013, 25(5): 413 - 416.

[27] YU J H, PAIK H, RYU H G, et al. Effects of thermal softening of endotracheal tubes on postoperative sore throat: a randomized double - blinded trial[J]. Acta Anaesthesiologica Scandinavica, 2020, 65(2): 213 - 219.

[28] NICOARA A, SKUBAS N, AD N, et al. Guidelines for the use of transesophageal echocardiography to assist with surgical decision-making in the operating room: a

surgery-based approach[J]. Journal of the American Society of Echocardiography, 2020, 33(6): 692 - 734.

[29] LORUSSO R, SHEKAR K, MACLAREN G, et al. ELSO interim guidelines for venoarterial extracorporeal membrane oxygenation in adult cardiac patients[J]. ASAIO Journal, 2021, 67(8): 827 - 844.

[30] RENNER J, LORENZEN U, BORZIKOWSKY C, et al. Unilateral pulmonary oedema after minimally invasive mitral valve surgery: a single-centre experience[J]. European Journal of Cardio-thoracic Surgery, 2017, 53(4): 764 - 770.

[31] IRISAWA Y, HIRAOKA A, TOTSUGAWA T, et al. Re-expansion pulmonary oedema after minimally invasive cardiac surgery with right mini-thoracotomy[J]. European Journal of Cardio-thoracic Surgery, 2015, 49(2): 500 - 505.

[32] LAMELAS J, WILLIAMS R F, MAWAD M, et al. Complications associated with femoral cannulation during minimally invasive cardiac surgery[J]. The Annals of Thoracic Surgery, 2017, 103(6): 1927 - 1932.

[33] DUMONT E, GILLINOV A M, BLACKSTONE E H, et al. Reoperation after mitral valve repair for degenerative disease[J]. The Annals of Thoracic Surgery, 2007, 84(2): 444 - 450.

[34] BENETTI F J, RIZZARDI J L, PIRE L, et al. Mitral valve replacement under video assistance through a minithoracotomy[J]. The Annals of Thoracic Surgery, 1997, 63(4): 1150 - 1152.

[35] WEI P, ZHUANG W, LIU Y, et al. Totally thoracoscopic redo mitral valve replacement for a high-risk patient following failed MitraClip procedure[J]. The Heart Surgery Forum, 2021, 24(5): E898 - E900.

[36] DA ROCHA E SILVA J G, SPAMPINATO R, MISFELD M, et al. Barlow's mitral valve disease: a comparison of neochordal (loop) and edge-to-edge (Alfieri) minimally invasive repair techniques[J]. The Annals of Thoracic Surgery, 2015, 100(6): 2127 - 2135.

[37] STEVENS L-M, RODRIGUEZ E, LEHR E J, et al. Impact of timing and surgical approach on outcomes after mitral valve regurgitation operations[J]. The Annals of Thoracic Surgery, 2012, 93(5): 1462 - 1468.

参考文献

[38]　ITO T, MAEKAWA A, HOSHINO S, et al. Three-port (one incision plus two-port) endoscopic mitral valve surgery without robotic assistance[J]. European Journal of Cardio-thoracic Surgery, 2017, 51(5): 913 - 918.

[39]　BORGER M A, KAEDING A F, SEEBURGER J, et al. Minimally invasive mitral valve repair in Barlow's disease: early and long-term results[J]. The Journal of Thoracic and Cardiovascular Surgery, 2014, 148(4): 1379 - 1385.

[40]　AGRICOLA E, ASMARATS L, MAISANO F, et al. Imaging for tricuspid valve repair and replacement[J]. JACC: Cardiovascular Imaging, 2020, 14(1): 61 - 111.

[41]　FANG L, LI W, ZHANG W, et al. Mid-term results and risks of isolated tricuspid valve reoperation following left-sided valve surgery[J]. European Journal of Cardio-thoracic Surgery, 2017, 53(5): 1034 - 1039.

[42]　CASSELMAN F P, LA MEIR M, JEANMART H, et al. Endoscopic mitral and tricuspid valve surgery after previous cardiac surgery[J]. Circulation, 2007, 116(11supplement): 1270-1275.

[43]　MOSTEFA-KARA M, BONNET D, BELLI E, et al. Anatomy of the ventricular septal defect in outflow tract defects: similarities and differences[J]. The Journal of Thoracic and Cardiovascular Surgery, 2015, 149(3): 682-688.e1.

[44]　SOJAK V, KOOIJ M, YAZDANBAKHSH A, et al. A single-centre 37-year experience with reoperation after primary repair of atrioventricular septal defect[J]. European Journal of Cardio-thoracic Surgery, 2015, 49(2): 538 - 545.

[45]　MA Z-S, DONG M-F, YIN Q-Y, et al. Totally thoracoscopic repair of atrial septal defect without robotic assistance: a single-center experience[J]. The Journal of Thoracic and Cardiovascular Surgery, 2011, 141(6): 1380 - 1383.

[46]　GARATTI A, NANO G, CANZIANI A, et al. Surgical excision of cardiac myxomas: twenty years experience at a single institution[J]. The Annals of Thoracic Surgery, 2012, 93(3): 825 - 831.

[47]　MARON B J, DESAI M Y, NISHIMURA R A, et al. Management of hypertrophic cardiomyopathy[J]. Journal of the American College of Cardiology, 2022, 79(4): 390 - 414.

[48]　CUI H, SCHAFF H V, WANG S, et al. Survival following alcohol septal ablation or septal myectomy for patients with obstructive hypertrophic cardiomyopathy[J].

Journal of the American College of Cardiology, 2022, 79(17): 1647 – 1655.

[49] GROARKE J D, GALAZKA P Z, CIRINO A L, et al. Intrinsic mitral valve alterations in hypertrophic cardiomyopathy sarcomere mutation carriers[J]. European Heart Journal Cardiovascular Imaging, 2018, 19(10): 1109 – 1116.

[50] MORROW A G, REITZ B A, EPSTEIN S E, et al. Operative treatment in hypertrophic subaortic stenosis. Techniques, and the results of pre and postoperative assessments in 83 patients.[J]. Circulation, 1975, 52(1): 88 – 102.

[51] WANG S, CUI H, YU Q, et al. Excision of anomalous muscle bundles as an important addition to extended septal myectomy for treatment of left ventricular outflow tract obstruction[J]. The Journal of Thoracic and Cardiovascular Surgery, 2016, 152(2): 461 – 468.

[52] TANG Y, ZHU W, LIU J, et al. Thoracoscopic transmitral myectomy for an anatomically complex case with midventricular obstruction[J]. The Annals of Thoracic Surgery, 2020, 112(4): e283 – e286.

[53] WOLF R. Treatment of lone atrial fibrillation: minimally invasive pulmonary vein isolation, partial cardiac denervation and excision of the left atrial appendage.[J]. Annals of cardiothoracic surgery, 2014, 3(1): 98 – 104.

[54] KHIABANI A J, MACGREGOR R M, BAKIR N H, et al. The Long-term outcomes and durability of the Cox-Maze IV procedure for atrial fibrillation[J]. The Journal of Thoracic and Cardiovascular Surgery, 2020, 163(2): 629 – 641.

[55] HINDRICKS G, POTPARA T, DAGRES N, et al. 2020 ESC Guidelines for the diagnosis and management of atrial fibrillation developed in collaboration with the European Association for Cardio-Thoracic Surgery (EACTS)[J]. European Heart Journal, 2020, 42(5): 373 – 498.

参考文献